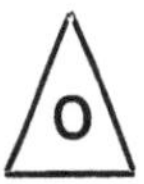

Ein neuer Weg zur Herstellung von Leseproben (Sehproben) für die Nähe.

Habilitationsschrift

von

Dr. med. Rudolf Birkhäuser

Augenarzt in Basel.

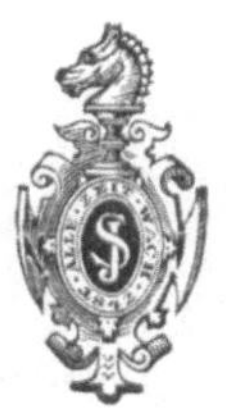

Springer-Verlag Berlin Heidelberg GmbH
1918

ISBN 978-3-662-42214-4   ISBN 978-3-662-42483-4 (eBook)
DOI 10.1007/978-3-662-42483-4

Inhalt.

Erster Teil.

Vom Messen der Sehschärfe und der Konstruktion der Optotypen im Allgemeinen.

Die Fähigkeit des Sehapparates — getrennte Objekte im Raume getrennt wahrzunehmen — gründet sich auf das Auflösungsvermögen seines optischen Teiles; dieses ist ein grosses, wenn der Abstand der Objekte klein, und ein geringes, wenn der Abstand gross sein muss, bis die räumliche Getrenntheit erkannt wird.

Die klinische Bestimmung der Sehschärfe bezweckt die Beurteilung und Messung des Auflösungsvermögens des Auges als optischer Apparat und speziell der Netzhaut als perzipierendes Organ desselben. Die Messung erfolgt am ruhenden Auge bei vollkommener Nullstellung des Akkommodationsapparates, muss also in einem grössern Abstande vom Auge vorgenommen werden.

Dem Massystem liegt als Einheit die Öffnung eines Winkels von 1 Minute zugrunde, eine Grösse, welche als Grundlage der Optometrie im Jahre 1862 am Pariser Ophthalmologenkongress von GIRAUD-TEULON und SNELLEN in die Ophthalmologie eingeführt wurde. Sie ist der empirisch ermittelte durchschnittliche obere Grenzwert der Sehschärfe einer grossen Zahl gesunder Augen, welche im stande waren, zwei Objektpunkte, deren Abstand voneinander der Öffnung eines 1 Minutenwinkels entspricht, als getrennte Punkte wahrzunehmen.

Wenn auch GIRAUD-TEULON diesen Punktabstand als »minimum separabile« bezeichnet, ein Ausdruck, dessen Interpretation zu merkwürdig vielen Missverständnissen Veranlassung gab, will er doch nicht damit sagen, dass die Tangente des 1 Minutenwinkels überhaupt die äusserste Grenze des optischen Auflösungsvermögens des Auges sei. Sogar die Mehrzahl gesunder, namentlich jugendlicher Augen, vermag Objektpunkte als getrennt zu erkennen, deren gegenseitiger Abstand mit Sekundenwinkeln zu messen ist. Das »minimum separabile« will nicht als Grenzwert, sondern als Masseinheit eines optischen Messystems aufgefasst sein.

Zur praktischen Durchführung der Sehschärfeprüfung muss auf Grundlage der genannten Masseinheit ein Messobjekt geschaffen werden, wofür sich zweckentsprechend geometrische Figuren aus geraden oder kreisförmigen Strichen (Optotypen) eignen. Ein Optotyp einfachster Form muss zum mindesten aus zwei voneinander getrennten Punkten oder Strichen bestehen, deren Dimensionen und gegenseitige Lage in der Ebene nach bestimmten Regeln berechnet werden.

Für einen Untersuchungsabstand von beispielsweise 10 Meter hat die Minutentangente (für den Radius 10 m) die Länge von 2,9 mm. Zeichnet man schwarz auf weiss zwei parallele Striche von je 2,9 mm Breite mit einem gegenseitigen Abstand von 2,9 mm, so erhält man eine geometrische Figur, deren 3 Elemente (zwei Striche und ein Zwischenraum) in der Breite so dimensioniert sind, dass diese für jedes Element in einem Abstand von 10 m der Öffnung eines 1 Minutenwinkels entspricht (min. sep.). Unterscheidet eine Auge in genannter Entfernung die Striche scharf voneinander getrennt, so besitzt es nach der Visusbezeichnung von SNELLEN (s. u.) eine Sehschärfe von $\frac{10}{10}$ oder 1,0; m. a. W. sein optisches Auflösungsvermögen ermöglicht ihm, zwei Striche, die um die Grösse des minimum separabile voneinander entfernt sind, als getrennte Striche wahrzunehmen.

SNELLEN hat aus dem Verhältnis der Optotypgrösse zum Untersuchungsabstand eine Formel zur Wertung der Sehschärfe abgeleitet, welche sagt:

$$v = \frac{d}{D} \qquad \text{mit Worten:}$$

Die gesuchte Sehschärfe v eines Auges ist gleich dem Wert, der sich ergibt aus dem Verhältnis der Entfernung d, in welcher das Auge zwei gewisse Punkte als getrennt zu unterscheiden vermag, zu jener Entfernung D vom Auge, in welcher der gegenseitige Abstand dieser Punkte der Tangente des 1 Minutenwinkels entspricht.

Ist der Untersuchungsabstand 10 m und kann ein Auge, wie im obigen Beispiel angenommen, in diesem Abstand zwei um 2,9 mm von einander getrennte Striche deutlich erkennen, so ist der Wert des eben erwähnten Verhältnisses gleich 1; denn die Entfernung d = 10 m, die Entfernung D ebenfalls 10 m, $\frac{d}{D}$ demnach gleich 1. Wenn ein Auge mit geringerer Sehschärfe die beiden Striche in 10 m Distanz nicht getrennt wahrnehmen kann, dann nähert es sich denselben so weit bis es sie deutlich erkennt. Muss es dabei die Entfernung d beispielsweise auf 5 m verkürzen, so ändert sich der Verhältniswert $\frac{d}{D}$, er wird $\frac{5}{10}$; die Sehschärfe des betreffenden

Auges beträgt dann 0,5. Kommt der umgekehrte Fall vor, dass die Entfernung d über 10 m hinaus vergrössert werden kann und das Auge die beiden Striche immer noch getrennt wahrnimmt, dann wird der Wert $\frac{d}{D}$ grösser als 1,0.

Die Formel $v = \frac{d}{D}$ gestattet uns auch für eine gegebene Distanz und gegebene Sehschärfe die Dimension des entsprechenden Optotypen zu berechnen, oder auch aus gegebenem Visus und Optotyp die zugehörige Distanz abzuleiten. Dies ermöglicht uns, die Grösse der zur Sehschärfebestimmung erforderlichen Messobjekte zum voraus genau zu berechnen.

Die klinische Sehschärfebestimmung benützt aus praktischen Gründen nicht eine einzige, in einer bestimmten Grösse ausgeführten Figur (Optotyp), einmal weil die ausschliessliche Verwendung ein und desselben Optotypen leicht zu Trugschlüssen führen könnte und ferner wegen der Variabilität der Untersuchungsdistanz und der damit verbundenen ungleichen Beleuchtungsintensität des Optotypen. Weiss der Untersuchte, dass es sich lediglich darum handelt, zwei Striche getrennt zu erkennen, so muss bei ihm ein streng objektives Urteilsvermögen vorausgesetzt werden, falls er das Prüfungsresultat nicht dadurch trüben soll, dass er den Moment des deutlichen Sehens zu früh oder zu spät angibt. Es ist deshalb schon von SNELLEN eine Figur als Optotyp angegeben worden, welche ausser dem Erkennen getrennter Striche auch noch die Angabe derer Lage in der Ebene erfordert. Es ist dies das bekannte E-förmige Zeichen, dessen drei parallele Striche sowie die beiden davon eingeschlossenen Zwischenräume je in der Breite die Tangente des 1 Minutenwinkels messen (d. h. für die zugehörige Distanz D), so dass die ganze Figur die Öffnung eines 5 Minutenwinkels ausfüllt. Der SNELLENsche Optotyp wird in vier verschiedenen Lagen gezeichnet und der Untersuchte hat nur anzugeben, ob das E-förmige Zeichen sich nach links, nach rechts, nach oben oder nach unten wendet. Vermag das Auge die Lage richtig zu deuten, so hat es auch die einzelnen Striche und Zwischenräume getrennt perzipiert.

LANDOLT hat einen Optotypen angegeben, der noch viel mehr als die SNELLENsche Figur geeignet ist, das Auflösungsvermögen mit der Minutentangente zu messen. Es gereicht der SNELLENschen Figur zum Nachteil, dass sich die Anwendung des minimum separabile 25 Mal darin wiederholt. Dadurch erreicht der Optotyp eine zu grosse Flächenausdehnung und verlangt deshalb zu seiner Erkennung nicht nur die Funktion des Auflösungsvermögens, sondern auch die Betätigung des Formsinnes. LANDOLTs Optotyp ist in dieser Beziehung einwandfrei, indem er allein nur die Qualität des Auflösungsvermögens prüft.

Der LANDOLTsche Optotyp hat wegen seines hohen wissenschaftlichen Wertes ungeteilte und allgemeine Anerkennung gefunden und wurde von der Spezialkommission des Neapeler Ophthalmologenkongresses als Optotyp für die internationalen Sehproben gewählt. In GRAEFE-SAEMISCHs Handb. der ges. Ophthalmologie II. Aufl. sagt LANDOLT über die Überlegungen, die ihn zu der von ihm geschaffenen Optotypenform führten, sowie über die Konstruktionsdaten der Figur was folgt:

»Eine Linie ist zu betrachten als eine Serie von Punkten. Die Sichtbarkeit einer Linie sowohl wie· die eines Punktes ist aber eine Funktion des Lichtsinnes und nicht des Formsinnes der Netzhaut. Eine Linie bleibt immer sichtbar, wenn nur ihre Lichtstärke gross genug ist (und die Länge ihres Bildes ein empfindliches Netzhautelement überschreitet). Dem Formsinn aber, dem getrennten Unterscheiden zweier Punkte oder zweier Linien sind Grenzen gesteckt, die zu eruieren eben Aufgabe der Sehprüfung ist. Dazu eignen sich aber zwei unter einem rechten Winkel zusammenstossende Linien, wie in dem Buchstaben L, offenbar nicht. Auch spitzwinklig auseinanderweichende Linien (V, A) sind in ihrer Sichtbarkeit durchaus nicht vergleichbar mit parallelen Linien, wie sie dem Prinzip der Sehprüfung entsprechen würden.

Das ganze Alphabet enthält in der Tat keinen Buchstaben, der sich als solcher zur Sehprüfung eignete. Man könnte glauben, das i sollte sich dazu verwenden lassen, und zwar in der Weise, dass dieser Buchstabe hergestellt würde durch fünf Divisionsvierecke der SNELLENschen Buchstaben, von denen das vierte, resp. zweitoberste, weggelassen wäre.... Der allein hätte Sehschärfe 1, welcher in der entsprechenden Entfernung bestimmt angeben könnte, das i besitzt seinen Punkt und erscheine ihm nicht als einfacher Strich, mit andern Worten, derjenige, der das Intervall, das einem Fünftel »der Höhe«, besser der Tangente einer Minute entspricht, zu unterscheiden vermöchte. So logisch auch dieser Versuch scheint, so ist er doch nicht ganz richtig, und zwar deswegen nicht, weil der Punkt weniger sichtbar ist als die Linie. Von allen Seiten durch die Irradiation des weissen Grundes eingeengt, verschwindet der Punkt in einer Entfernung, in welcher die Linie noch sichtbar ist.

Richtig würde das Experiment erst, wenn man das mittlere Viereck aus der Linie brechen würde, so dass die beiden Enden gleich viel Schwarz enthielten. Dann aber würde es wieder schwer festzustellen sein, ob der Untersuchte die Lücke auch wirklich erkennt, da ihm die Lage derselben zum voraus bekannt ist. Man müsste sich mit einer grösseren Serie von vollen und unterbrochenen Linien helfen, oder zu längeren Linien Zuflucht nehmen, die man an je einer, jedoch für die verschiedenen Linien an verschiedenen Stellen, unterbrechen würde, so zwar, dass die beiden Enden immer noch lang genug wären, um als gleich dunkel betrachtet werden zu können.

Solche sonst untadelhaften Sehproben wären aber unpraktisch, da die Bezeichnung des Ortes, wo der Patient die Lücke sieht, zu viel Zeit in Anspruch nehmen würde.

Es gibt nun ein Mittel, die Lücke immer in der Mitte des Striches zu lassen, so dass den beiden Enden gleiche Lichtstärke zukommt, und dennoch den Ort der Lücke zu verändern, und zwar so, dass der Patient ganz leicht im stande ist, diesen Ort rasch und bestimmt zu bezeichnen. Wir brauchen die Linie nur zu biegen, so dass die beiden freien Enden miteinander verschmelzen, d. h., dass aus der Linie ein Kreis wird.

Mit der Stellung des Kreises verändert sich die Lage der Lücke, und doch ist es leicht, mit Wort oder Handbewegung anzugeben, wo sich dieselbe befindet . . . .

Auf diese Überlegungen gestützt, haben wir nun neue Optotypen konstruiert; wir könnten sagen, *ein* neues Optotyp gewählt, denn die ganze Probetafel enthält eigentlich nur ein und dieselbe Figur, deren Stellung, Entfernung, resp. Grösse, geändert wird.

Das Prüfungsobjekt besteht aus einem schwarzen Ringe auf weissem Grunde, der an irgendeiner Stelle durch eine Lücke mit parallelen Rändern unterbrochen ist. Dieser Zwischenraum entspricht, für die Einheitssehschärfe, einem Winkel von einer Minute.«

Während ursprünglich SNELLEN die Sehschärfe durch das Verhältnis $\frac{d}{D}$ ausdrückte, ohne die Sehschärfenwerte einer regelmässigen Abstufung anzupassen, ist den internationalen Sehproben die von MONOYER eingeführte Abstufung der Visuswerte nach Dezimalen zu Grunde gelegt worden. Für die internationalen Sehproben sind die Dimensionen des LANDOLTschen Optotypen für die Visuswerte:

0,1 0,15 0,2 0,3 0,4 0,5 0,6 0,7 0,8 0,9 1,0

1,25 1,5 1,75 2,0

konstruiert worden.

Zum Verständnis der folgenden Kapitel ist es förderlich, der geometrischen Konstruktion einer Optotypentafel zu folgen. Es sei beispielsweise die Forderung gestellt:

Mit dem LANDOLTschen oder dem SNELLENschen Optotypen ist eine Sehprobentafel zu konstruiren, welche dazu geeignet ist, in einem Untersuchungsabstand von 10 m Visuswerte von 0,1 bis 1,0 in arithmetischer Progression zu messen.

Die LANDOLTsche Figur besteht aus einem Kreisring, dessen Breite den fünften Teil des ganzen Kreisdurchmessers misst und an irgend einer Stelle eine Lücke aufweist, deren Öffnung gleich der Ringbreite ist. (Fig. 1). Wird diese Figur so gezeichnet, dass der ganze Durchmesser (für D = 10 m) fünf Minutentangenten misst, dann messen die Breite des Ringes und die Öffnung der Lücke je 1 Minutentangente. Um die Lage der Lücke in dieser Figur auf 10 m Distanz angeben zu können, ist eine Sehschärfe von 1,0 erforderlich.

Der SNELLENsche Optotyp ist eine quadratische, E-förmige Figur (Fig. 2), deren drei schwarze parallele Striche und zwei Zwischenräume je eine Dicke (Breite) von $\frac{1}{5}$ der Gesamthöhe der Figur aufweisen. Wird dieser Optotyp so gezeichnet, dass seine ganze Höhe fünf Minutentangenten (für D = 10 m) misst, dann messen die einzelnen Striche und Zwischenräume je 1 Minutentangente. Um auf eine Distanz von 10 m angeben zu können, ob die derart konstruierte Figur die 3 parallelen Striche nach links, oben etc. richte, ist eine Sehschärfe von 1,0 erforderlich.

Wie gross müssen nun die Optotypen gezeichnet werden, welche von Augen mit Sehschärfen von 1,0 bis 0,1 in gleicher Distanz noch deutlich erkannt werden sollen?

Um das zu erfahren, muss vor allem der Wert D der SNELLENschen Formel $v = \frac{d}{D}$ für alle Visuswerte von 1,0 bis 0,1 berechnet werden, wobei d den Wert 10 hat. Für die Berechnung wird die Formel zu $D = \frac{d}{v}$, was folgende Resultate ergibt:

für Visus	1,0	ist	D = 10,0
»	»	0,9	D = 11,11
»	»	0,8	D = 12,5
»	»	0,7	D = 14,42
»	»	0,6	D = 16,66
»	»	0,5	D = 20,0
»	»	0,4	D = 25,0
»	»	0,3	D = 33,33
»	»	0,2	D = 50,0
»	»	0,1	D = 100,0

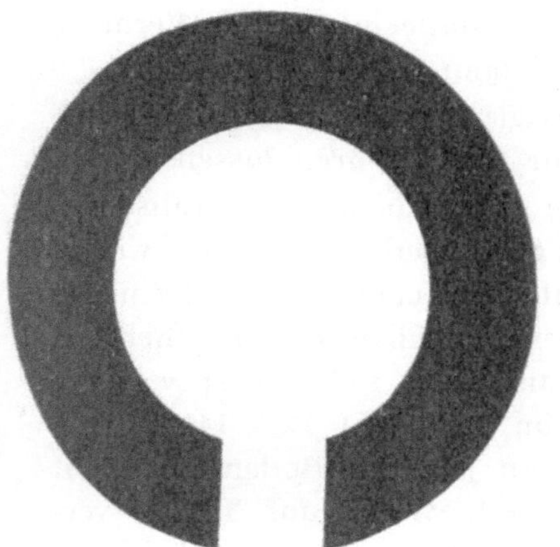 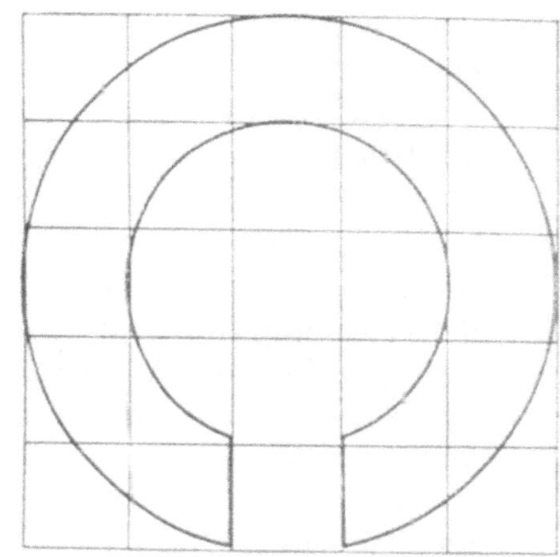

Fig. 1.

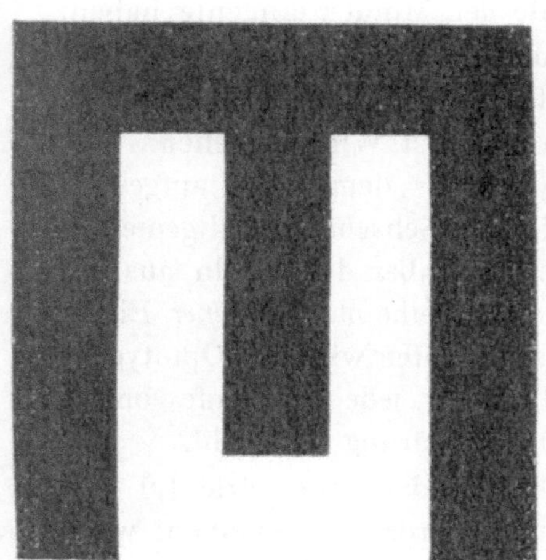 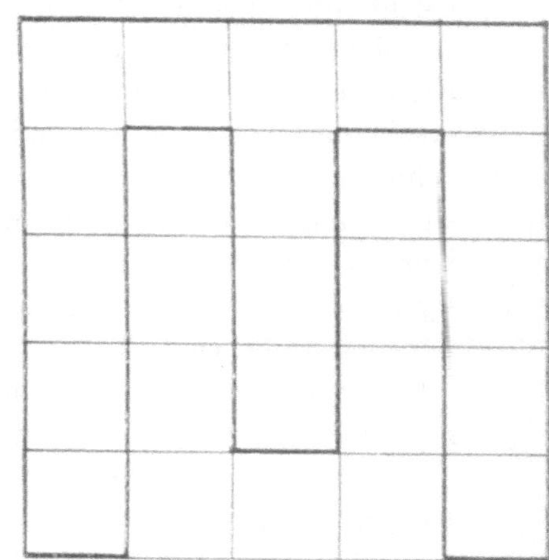

Fig. 2.

Die Eruierung dieser Zahlen ist notwendig, da mit ihrer Hilfe für jeden Sehschärfegrad diejenige Grösse des zugehörigen Optotypen gefunden werden kann, welche erforderlich ist, damit dieser vom Auge mit der vorausgesetzten Sehschärfe in 10 m Entfernung gerade noch deutlich erkannt werden kann.

Viel leichter lässt sich das Gesagte verstehen, wenn wir uns die Grössenverhältnisse körperlich vor Augen führen lassen.

Man stelle sich eine vierseitige Pyramide mit quadratischem Querschnitt vor (Tafel I). Je zwei gegenüberliegende Seitenwände seien in einem Winkel von 5 Minuten zueinander geneigt (in der der Zeichnung ist im Interesse besserer Darstellbarkeit ein beliebiger, viel grösserer Winkel gewählt). Man denke sich ferner von der Spitze an gezählt in Abständen von 10,0 11,11 12,5 14,42 16,66 20,0 25,0 33,33 50,0 und 100,0 Metern je einen Boden senkrecht zur Längsachse in die Pyramide gelegt, wie es auf Tafel I veranschaulicht ist. Diese 10 Böden seien herausnehmbare, durchsichtige Tafeln. Auf jede derselben wird ein LANDOLTscher Optotyp gezeichnet, genau so wie in das Quadrat der Fig. 1; d. h. so, dass der ganze Durchmesser der Ringfigur gleich lang sei wie eine Quadratseite. Es besteht die Annahme, der Öffnungswinkel der Pyramidenflächen betrage 5 Minuten, es muss demnach die Seitenlänge eines Bodenquadrats gleich der Tangente dieses Winkels sein und die Lücke im Ring folgerichtig die Breite der Minutentangente haben.

Einem normalen Auge, das von der Pyramidenspitze aus in der Richtung der Axe blickt, müssen alle zehn Optotypen gleich gross erscheinen, weil sie alle unter dem gleichen Winkel stehen. Obschon 10 verschieden grosse Optotypen vor dem Auge aufgestellt sind, kann mit denselben nur ein einziger Sehschärfegrad gemessen werden, nämlich Visus 1,0. Nehmen wir aber die Tafeln aus der Pyramide heraus und gruppieren sie der Reihe nach in *einer* Ebene nebeneinander (vide Tafel I unten), so erhalten wir eine Optotypentafel, welche auf eine Distanz von 10 m für jede Visusstufe von 0,1 bis 1,0 einen Optotypen enthält. Die Erklärung ist leicht.

Der Optotyp, der in 100 m Distanz der Sehschärfe 1,0 entsprach, wird dem Auge ganz bedeutend grösser erscheinen, wenn man ihn dort wegnimmt und bis auf 10 m heranführt. In dieser 10 mal kürzeren Entfernung kann ihn auch ein Auge mit geringerer Sehschärfe als 1,0 deutlich erkennen, er wird hier noch von einem Auge gelesen, dessen Visus nur den zehnten Teil von Visus 1,0 beträgt, er dient somit jetzt als Mass für die Sehschärfe 0,1. Analog verhält es sich mit den übrigen Optotypen. Dadurch, dass sie aus ihrer primären Lage entfernt und dem Auge bis auf 10 m Abstand genähert werden, erscheinen sie diesem naturgemäss grösser und zwar im Verhältnis zum resultierenden Distanzunterschied.

Von der Spitze weg numeriert werden, in 10 m Abstand gesehen

Optotyp 1 das Mass für Visus $\dfrac{1,0 \cdot 10}{10} = 1,0$

» 2 » $\dfrac{1,0 \cdot 10}{11,11} = 0,9$

» 3 » $\dfrac{1,0 \cdot 10}{12,5} = 0,8$

» 4 » $\dfrac{1,0 \cdot 10}{14,42} = 0,7$

» 5 » $\dfrac{1,0 \cdot 10}{16,6} = 0,6$

» 6 » $\dfrac{1,0 \cdot 10}{20,0} = 0,5$

» 7 » $\dfrac{1,0 \cdot 10}{25,0} = 0,4$

» 8 » $\dfrac{1,0 \cdot 10}{33,3} = 0,3$

» 9 » $\dfrac{1,0 \cdot 10}{50,0} = 0,2$

» 10 » $\dfrac{1,0 \cdot 10}{100} = 0,1$

In gleicher Weise lässt sich die Aufgabe für den SNELLENschen Optotypen lösen, welcher wie in Fig. 2 in die Pyramidenquadrate eingezeichnet wird.

Die Optotypen der Tafel I haben keinen Messwert, weil sie der Anschaulichkeit wegen, mit Hilfe eines sehr grossen Winkels konstruiert wurden; die reellen Werte der Optotypdimensionen für unser Beispiel sind folgende:

Für einen Untersuchungsabstand von 10 Metern misst
der Optotyp für Vis. 1,0 = log 1000 + log tang 5′ = 14,54 mm
» » » » 0,9 = log 1111 + log tang 5′ = 16,16 mm
» » » » 0,8 = log 1250 + log tang 5′ = 18,18 mm
» » » » 0,7 = log 1448 + log tang 5′ = 21,06 mm
» » » » 0,6 = log 1666 + log tang 5′ = 24,23 mm
» » » » 0,5 = log 2000 + log tang 5′ = 29,09 mm
» » » » 0,4 = log 2500 + log tang 5′ = 36,36 mm
» » » » 0,3 = log 3333 + log tang 5′ = 48,46 mm
» » » » 0,2 = log 5000 + log tang 5′ = 72,72 mm
» » » » 0,1 = log 10000 + log tang 5′ = 145,45 mm

Das eigentliche Messobjekt, die Lücke im LANDOLTschen Ring, oder die Breite der Striche und Zwischenräume im SNELLENschen Zeichen messen demnach für den Untersuchungsabstand von 10 Metern

$$
\begin{array}{rrl}
\text{für Visus} & 1,0 = & 2,90 \text{ mm} \\
» \quad » & 0,9 = & 3,23 \text{ mm} \\
» \quad » & 0,8 = & 3,63 \text{ mm} \\
» \quad » & 0,7 = & 4,21 \text{ mm} \\
» \quad » & 0,6 = & 4,84 \text{ mm} \\
» \quad » & 0,5 = & 5,81 \text{ mm} \\
» \quad » & 0,4 = & 7,27 \text{ mm} \\
» \quad » & 0,3 = & 9,69 \text{ mm} \\
» \quad » & 0,2 = & 14,54 \text{ mm} \\
» \quad » & 0,1 = & 29,09 \text{ mm}
\end{array}
$$

Unzweifelhaft sind die geometrisch richtige Konstruktion sowie die exakte Ausführung der Optotypen von allen Forderungen, denen bei der Ausführung von Optotypietafeln Rechnung getragen werden muss, die wichtigsten.

Über die optimalen Verhältnisse in bezug auf Farbenkontrast (schwarz auf weiss und andere Farben) sowie betr. Beleuchtung liegen eingehende Versuche vor, über deren, Ergebnisse LANDOLT l. c. referiert.

Ich habe bei der Besprechung der Optotypen die Buchstaben und Zahlen weggelassen. Romanische und gotische Majuskeln sind lange Zeit als Messobjekte zur Sehschärfeprüfung verwendet worden und werden auch heute noch verwendet. Sie konnten einer Kritik im Vergleich mit der geometrischen Konstruktion des Optotypen auf Grundlage der Minutentangente, nicht standhalten und wenn sie noch nicht aus dem ophthalmologischen Untersuchungsmaterial verschwunden sind, so ist dies dem Umstand zuzuschreiben, dass sie gegenüber den oben beschriebenen Optotypen eine gewisse Annehmlichkeit voraus haben, da dem zu Untersuchenden nicht zuerst die Art des Antwortens erklärt werden muss — also Zeitersparnis.

Ausser von SNELLEN und LANDOLT wurden von verschiedenen Autoren Optotypfiguren konstruiert, denen ebenfalls die genannte Masseinheit zu grunde liegt. Es liegt nicht im Rahmen dieser Arbeit, die verschiedenen Optotypen zu beschreiben, da nur das Prinzip des geometrischen Aufbaues gegeben werden sollte.

Soviel über Optotypen, wie sie zur Sehschärfeprüfung auf grosse Distanz verwendet werden.

Die gleichen Figuren, entsprechend in ihren Dimensionen reduziert, lassen sich auch zur Prüfung des *Nahesehens* verwenden; es existieren solche Tafeln in verschiedener Ausführung. Das Resultat der Sehschärfeprüfung in kurzer Distanz (das gewöhnliche Mass ist ein Abstand von 30 cm) ist jedoch nicht so eindeutig wie jenes bei der Fernprüfung. Die Akkommodation und der Refraktionszustand des untersuchten Auges beeinflussen die Deutlichkeit und Grösse des Netzhautbildes in hohem Grade, so dass diesem Umstand Rechnung getragen werden muss. Nur die Werte der korrigierten Sehschärfe lassen sich für Fern- und Nahesehen einander vergleichend gegenüberstellen.

Die Schwierigkeiten in der richtigen Deutung des Prüfungsergebnisses beim Nahesehen sowie zum grossen Teil der Mangel an geeigneten Prüfungsobjekten sind schuld daran, dass der Visusbestimmung auf kurze Distanz im Verhältnis zu jener auf grosse Distanz verschwindend wenig Bedeutung beigelegt wird. Wir besitzen zwar in den reduzierten Optotypietafeln von LANDOLT, PFLUEGER und STEIGER Messobjekte, mit denen sich die Nahesehschärfe einwandfrei bestimmen lässt, sie werden aber wohl ausschliesslich nur für wissenschaftliche, speziell vergleichende Untersuchungen angewendet, während die ungeheure Mehrzahl aller andern Naheprüfungen in Praxis und Klinik mit sogenannten »Leseproben« durchgeführt werden.

»Leseproben« sind gewöhnliche Lesestücke, Ziffernreihen, Musiknoten, die mittels Buchdruck oder Lithographie in verschiedenen Grössen und in mehr oder weniger zahlreichen Abstufungen hergestellt werden. Der Untersuchte »liest« die vorgelegten Proben, er tut also ganz etwas anderes als bei der Visusprüfung mit Optotypen. Da aber beim Lesen ausser der perzipierenden Funktion des Sehapparates associative und reproduktive Leistungen notwendig sind und gerade die letzteren je nach der Intelligenz, Schulung und Übung des Individuums in weiten Grenzen zu variieren pflegen, darf man mit vollem Rechte sagen: die Sehschärfeprüfung mittels Leseproben ist kein vorwiegend optischer Versuch wie die oben beschriebene Visusprüfung auf grosse Distanz, weil sie mit mehreren unbekannten und variablen Faktoren rechnet.

Ganz besonders klar und auffallend wird das Gesagte, wenn man die gebräuchlichen »Leseproben« einander vergleichend gegenüberstellt und dabei erkennen muss, dass nicht nur eine gegebene Leseprobe innerhalb ihrer einzelnen Abstufungen ungleichartige Prüfungsbedingungen stellt, dass vielmehr auch die Leseproben unter sich ganz willkürlich differieren und also nicht methodisch nach einem bestimmten Konstruktionsplan aufgebaut sind.

Die Form des Buchstabenbildes im allgemeinen schliesst ja allerdings einen »optotyp-technischen« Aufbau der Leseproben zum vorneherein aus, ganz abgesehen davon, dass es eben unzählige verschiedene Gestaltungen der Buchstabenalphabete gibt gegenüber der einfachen, nur in bestimmter Form richtigen Figur des geometrisch konstruierten Optotypen. Die Verschiedenartigkeit der Druckschriften und ihre teils unzweckmässige Anwendung ist vom Standpunkt des Hygienikers, Physiologen und Pädagogen schon wiederholt Gegenstand interessanter Betrachtungen und Versuche gewesen. Es sei hier besonders auf die Arbeiten von SCHNELLER (»Lesen und Schreiben«), FICK und STETTLER (Deutschmanns Beiträge 1895,8) und Hermann COHN und RUEBENCAMP (wie sollen Bücher und Zeitschriften gedruckt werden?) hingewiesen, welche sich mit der Aufgabe befassen, die Bedingungen festzustellen, welche erfüllt werden müssen, damit eine Druckschrift leicht lesbar sei; ein Beweis, wie eifrig man bestrebt ist, die Einführung einer ungekünstelten, leicht lesbaren Schrift zu verlangen. Bemerkenswert sind die Arbeiten von CORDS (Zeitschr. f. Schulgesundheitspflege 1914, Nr. 8, Beiheft) und SOENNEKEN (Bericht über d. IX. Verbandstag der Hilfsschulen Deutschlands, Marhold, Halle), welche die Frage der Lesbarkeit vom Standpunkt des Physiologen bezw. Schriftforschers beleuchten. Die Zahl dieser Abhandlungen ist gerade in neuerer Zeit bereichert worden, sie liegen jedoch nicht im Rahmen der vorliegenden Arbeit.

Meines Wissens ist noch nie erfolgreich der Versuch gemacht worden, die Leseproben der Ophthalmologen auf eine »höhere Stufe« zu bringen, d. h. sie so zu gestalten, dass sie wirklich den Wert eines Messobjektes hätten. Dahingehende Versuche werden später erwähnt.

Ein Umbau des Leseprobensystems zu einem sozusagen »wissenschaftlicheren« Requisit des Ophthalmologen ist möglich; wenn dabei auch die Frage der Lesbarkeit der Druckschriften einen grossen Anteil beansprucht, so ist sie doch nicht die allein wichtige, es muss auch nach anderen Richtungen hin neugestaltet und aufgeklärt werden.

Die vorliegende Arbeit ist die Beschreibung und das Resultat meiner Versuche und Studien am »Buchstabenbild« und seiner Eignung als optisches Messobjekt für Leseproben. Es ist mir gelungen, Leseproben in Druckschrift zu erstellen, welche tatsächlich zur Bestimmung der Nahesehschärfe benutzt werden können (Leseproben der Univ. Augenklinik Bern, Springer, Berlin); ihr Prinzip hat Anerkennung gefunden und ich zweifle nicht daran, dass die ungewöhnlich hohen technischen Anforderungen, welche ich an Chemigraph und Typograph stellen musste, später noch besser befriedigt werden können als dies bei der ersten Auflage möglich war.

Zweiter Teil.

Ueber die Eignung von Druckschriften zur Herstellung von Leseproben für die Nähe.

Allgemeines.

Die Zahl der speziell für das Nahesehen bis heute herausgegebenen Leseproben lässt sich nicht mehr genau feststellen, da sich nur wenige für längere Zeit behaupten konnten und viele nur für lokale Bedürfnisse ausgerüstet wurden; es lassen sich aber ohne Mühe mehr als dreissig zählen. Schon bei den ersten abgestuften Nahesehproben von KUECHLER aus dem Jahre 1843 zeigt sich das Bestreben, möglichst gleichartige Schriftgattungen in verschiedenen Grössen zur Darstellung zu bringen. Die Auswahl der Buchstabencharakteren ist unter dem damals beschränkten Letternmaterial mit Geschick getroffen, sie ist sogar besser als bei manchen viel später erschienenen Leseproben.

Ein Fortschritt von bleibendem Werte wurde in den am meisten verbreiteten Leseproben von SNELLEN und von JAEGER erreicht. Bei beiden werden an die Höhe der Buchstaben gewisse Anforderungen gestellt, die Abstufung der aufeinanderfolgenden Zeilengruppen soll nicht wahllos, sondern in möglichster Anlehnung an gewisse Lesedistanzen ausgeführt werden. PERGENS (Recherches sur l'acuité visuelle. Annales d'oc. CXXXVI, pag. 124 ff.) gibt über diese und andere Leseproben eingehende Daten über die Grössenverhältnisse der verwendeten Druckschriften und übt auch Kritik an der Auswahl des Letternmaterials.

Im allgemeinen wurde der Gestalt des einzelnen Buchstabens, d. h. dem »Buchstabenbild«, ausserordentlich wenig Beachtung geschenkt. Zu einer Zeit noch, wo für die Fern-Sehproben bereits bestimmte Konstruktionsregeln aufgestellt waren, hat man dem feineren Bau der Leseproben für die Nähe keine oder wenig Aufmerksamkeit entgegengebracht. Die ausschliessliche Verwendung von Druckschrift in Form von Lesestücken fand, weil »unwissenschaftlich«, wenig Befürworter mehr, und doch sind Druckproben

wegen ihren grossen Annehmlichkeiten zur Prüfung des Nahesehens allgemein in Anwendung. Mit der Theorie des Optotypen
kam die Einsicht, dass die gewöhnliche Druckschrift wegen ihren
variablen Formen zu exakten Sehprüfungen nicht ohne weiteres zu
verwenden sei. Da aber andererseits ihr Gebrauch nicht gerne
vermisst sein wollte, wurde nach einem Kompromiss gesucht, den
man in der Ausführung einer nach Optotypprinzip konstruierten
Schriftgattung zu finden hoffte. So z. B. entstand ein Alphabet von
PERGENS (l. c.), mit dessen Hilfe er Sehproben für die Ferne
schuf; zur Bildung zusammenhängender Sätze lässt sich aber solche
gewaltsam veränderte Schrift nicht verwenden (vergl. Tafel II, Fig. 1).

Meines Erachtens sollte gerade der Umstand, dass trotz vor-
handener exakter Sehschärfeproben die wissenschaftlich für un-
exakt erklärten Buchdruck-Leseproben wohl von allen Augenärzten
ausgiebig verwendet werden, dazu Veranlassung geben, diese Leseproben mit ganz besonderer Aufmerksamkeit in bezug auf Auswahl der Schriftart und technische Ausführung herstellen zu lassen.
Wenn die Druckschriften unter den Prüfungsmitteln auch niemals
die Optotypen, wie sie von LANDOLT angegeben wurden, an
Exaktheit erreichen werden, so sind die Leseproben doch noch
ganz bedeutender Verbesserungen fähig, wodurch sie berufen
werden, unter den Untersuchungsmethoden eine höhere Stufe ein-
zunehmen, als ihnen bisher angewiesen war.

Es kann zwischen allen Für- und Gegenerwägungen ein Mittel-
weg zugunsten der Druckschrift eingeschlagen werden, wenn nämlich eine solche gefunden wird, deren Buchstaben sich so weit als
möglich nach dem Optotypprinzip formen lassen, ohne aber dabei
ihr charakteristisches, leicht erkennbares Gepräge zu verlieren.

Die Vorarbeiten zu den »Leseproben für die Nähe, aus der
Universitäts-Augenklinik Bern« (Springer, Berlin) veranlassten mich,
den verschiedenen Arten der Buchdruckschriften besondere Aufmerksamkeit zu schenken und unter den bekanntesten Leseproben
Vergleiche über die Eignung der dort verwendeten Lettern, wie
auch über die technische Ausführung anzustellen.

Von Anfang an war ich mir klar darüber, dass nur eine *allgemein bekannte* Buchstabengattung für die Herstellung von Leseproben in Frage kommen könne, denn alle bisherigen Bemühungen,
buchstabenähnliche, den Optotyp-Anforderungen entsprechende
Figuren zu zeichnen, haben zu unbefriedigenden Resultaten ge-

führt.[1]) In einer eingehenden Arbeit hat WOLFFBERG[2]) sich bemüht, Buchstaben und Ziffern graphisch so wiederzugeben, dass sie zur Herstellung von Sehschärfeproben verwendet werden könnten. Abgesehen davon, dass sich für die kleinsten Grade unserer Leseproben die WOLFFBERGschen Buchstaben aus technischen Gründen nicht hätten verwenden lassen, bieten sie immerhin formale Abweichungen von der landläufigen Buchstabenform und können deshalb für Leseproben, wo es nicht auf das Erkennen einzelner ausgewählter Buchstaben ankommt, wo vielmehr das Lesen eines fortlaufenden Textes mit möglichst erleichterten associativen Vorgängen verlangt wird, nicht in Betracht kommen.

Es wird mit Recht betont, dass das Lesen von Wörtern und Sätzen eine andere Arbeit darstelle als das Erkennen eines einzelnen Optotypen, weil eben Association und Erinnerungsbilder mitwirken. Wenn man aber nicht zum vorneherein auf fortlaufendes Lesen bei der Naheprüfung verzichten will, so muss man die genannte Mitarbeit schlechterdings mit in Kauf nehmen. Es ist aber durchaus nicht gleichgültig, welchen Anteil sie an der Gesamtleistung, d. h. am Lesen hat. Eine undeutliche oder schlecht geformte Druckschrift erzeugt mangelhafte optische Bilder; um sie lesen zu können, müssen die associativen Vorgänge in starkem Masse zur Mithilfe herangezogen werden, da nur auf diese Weise einzelne, optisch nicht erkennbare Buchstaben dem Sinn nach ergänzt werden können. Eine Schriftgattung, welche für Leseproben Verwendung finden soll, darf sich nicht zu sehr von der uns gewohnten Form des Schriftbildes emanzipieren, da sie sonst nicht fliessend gelesen werden kann. Lassen wir also beim Lesen die Mithilfe der höheren cerebralen Funktionen auf ein Mindestmass herabsinken und rücken wir dadurch den perzeptiven Anteil in den Vordergrund, indem wir den Buchstaben eine sehr leicht erkennbare Form geben und dabei die Massverhältnisse des Optotypen, soweit es überhaupt möglich ist, durchführen.

Die praktische Anwendung der Leseproben aus der Universitätsaugenklinik Bern hat erwiesen, dass bei Verwendung einer nach den genannten Gesichtspunkten gewählten Druckschrift tatsächlich

---

[1]) Vergl. PERGENS: Recherches sur l'acuité visuelle. Annales d'oculistique CXXXVI, pag. 124 u. f.

[2]) WOLFFBERG: Analytische Studien an Buchstaben und Zahlen zum Zweck ihrer Verwertung f. Sehschärfeprüfung. Leipzig, Engelmann 1911.

für emmetrope Augen gleiche Visuswerte für die Nähe gefunden werden, wie sie sich für die Ferne bei Prüfung mit Normaloptotypen ergaben.

Es ist im Nachstehenden auseinandergesetzt, wie die Auswahl der Schriftgattung zu treffen ist, welche Grössenverhältnisse für die Buchstaben zu wählen sind und welche Ansprüche an die technische Ausführung gestellt werden dürfen.

Zur Illustration der erreichten Unterschiede und Vorteile sind die am meisten verbreiteten Leseproben von JAEGER und von SNELLEN vergleichend herangezogen worden.

Spezielles.

Bei der Herstellung von Leseproben für die Nähe sollen folgende Punkte zur Wegleitung dienen:

1. *Die Schriftart soll so gewählt werden, dass sich die einzelnen Buchstaben in ihrer einfachsten, leichtest erkennbaren Gestalt präsentieren und sich ihre Massverhältnisse möglichst denjenigen des Optotypen anpassen.*

2. *Für sämtliche Grössenabstufungen soll die gleiche Schriftart verwendet werden.*

3. *In einer Lesedistanz von 30 cm soll die Höhe der kleinen Buchstaben (Minuskeln) von Gruppe zu Gruppe so zu- oder abnehmen, dass sich daraus Visuswerte von 0,1 bis 1,0 in arithmetischer Progression ergeben. Ausserdem ist je eine Gruppe für die Visuswerte 1,25 und 1,5 beizufügen.*

4. *Die technische Ausführung muss eine klare Wiedergabe des Buchstabenbildes auch bei den kleinsten Graden gewährleisten.*

I. Abschnitt.

»Die Schriftart soll so gewählt werden, dass sich die einzelnen Buchstaben in ihrer einfachsten, leichtest erkennbaren Gestalt präsentieren und sich ihre Massverhältnisse möglichst denjenigen des Optotypen anpassen.«

Die Auswahl einer für Leseproben geeigneten Schriftart (Druckschrift) ist angesichts der Fülle von Variationen ausserordentlich schwer, besonders da hier die Wahl nicht zur Befriedigung eines bestimmten Geschmackes oder einer individuellen ästhetischen Auffassung geschehen darf, da sie viel mehr Anforderungen befriedigen muss, wie sie sonst an Druckschriften überhaupt nicht gestellt werden. Auf den ersten Blick scheint es viel einfacher zu sein, für den vorliegenden Zweck eigens eine Druckschrift zu schaffen und sie in ihren Formen und Dimensionen dem Zwecke entsprechend aufzubauen. Dahingehende Versuche habe ich nicht unterlassen, musste aber von einer Durchführung absehen, weil trotz aller Objektivität der einfache Buchstabencharakter unter der Anpassung an das Optotypprinzip litt und die Schrift in ihrer Gesamtheit unschön und fremdartig wirkte. Auf der andern Seite bietet uns die Technik eine überreiche Auswahl an Druckschriften jeder Art, dass ich wohl hoffen durfte, darunter eine für Leseproben geeignete zu finden.

Vor allem soll die Druckschrift so beschaffen sein, dass sich die einzelnen Buchstaben in ihrer einfachsten, leichtest erkennbaren Form präsentieren. Damit scheiden a priori alle Schriftarten aus, welche mehr dekorativen Charakter haben: die sogenannten Zierschriften. Für unseren Zweck kommt in erster Linie diejenige Buchstabenform in Betracht, welche nicht mehr und nicht weniger Linien enthält, als zum Erkennen des Buchstabens erforderlich sind.

Jeder Buchstabe des Alphabetes ist zu analysieren und nach zwei Gesichtspunkten zu prüfen:

1. Ob seine Linienführung so beschaffen ist, dass er auch ausserhalb des Wortverbandes, als Einzelzeichen betrachtet, ohne weiteres in eindeutiger Weise als derjenige Buchstabe gelesen wird, den er darstellen soll. Er *darf* zu diesem Ende nicht weniger als das für jedes Buchstaben-Normalbild notwendige Minimum von Strichkomponenten aufweisen und *soll* in seiner Lieniengliederung nicht zwecklos darüber hinaus gehen. Zwecklos in dieser Hinsicht sind dekorative Anhängsel jeder Art, erlaubt jedoch Vervollkommnungen der Primitivgestalt, wenn dadurch die Unterscheidung von einer ähnlichen Buchstabenform erleichtert wird.

2. Ob die Grössenverhältnisse seiner Strichkomponenten und der davon eingeschlossenen Zwischenräume sowie endlich seine Gesamtfigur sich an die Daten des geometrischen Optotypsystems anlehnen.

Bevor ich zur Analyse aller Buchstaben des Alphabetes übergehe, will ich das Prinzip derselben an den beiden Buchstaben n und e, welche in der deutschen und französischen Sprache numerisch dominieren, erläutern und einige Satzproben folgen lassen, um mich später kürzer fassen zu können.

An der Primitivform des Buchstabens n unterscheidet man zwei Grundstriche und einen Querstrich, der die beiden andern Striche an ihrem oberen Ende verbindet. Die drei Striche bilden sozusagen das Gerippe des n und beeinflussen durch ihre gegenseitige Stellung die Erkennbarkeit des Buchstabens als n in hohem Masse. In der primitiven Form zweier senkrechter und eines wagrechten Striches ⊓ entsteht eine Figur, die nur im Zusammenhang mit andern Buchstaben im Wortverband als ein n zu deuten ist; für sich allein aber ist sie kein Buchstabe. Der Charakter ändert sich schon, wenn der Querstrich nach rechts ansteigend geführt wird ⼌ und spricht noch deutlicher als n an, wenn die Ecken abgerundet ⊓ werden. Wenn deshalb die Figur ⊓ auch die einfachste Form eines n darstellt, so ist sie doch nicht auch am leichtesten erkennbar, weshalb sie bei der Wahl ausscheiden müsste.

Die Strichkomponenten des primitiven e bestehen aus einem vollständigen oberen, einem unvollständigen unteren Halbkreis und einem Querstrich unter dem oberen Halbkreis. Der Querstrich muss deutlich ausgebildet sein; wäre er unvollkommen oder fehlend, dann würde die Unterscheidung vom Buchstaben c erschwert, bezw. unmöglich gemacht. Hingegen ist es von geringer Bedeutung, ob er streng horizontal oder schief steht, ob er geradlinig oder leicht gekrümmt ist.

Bezüglich Anpassen der Buchstabengestalt an das Optotypprinzip kann für n und e folgendes gesagt werden. Bei der Konstruktion von Optotypiefiguren sind wir darauf bedacht, die Breite der Figurenstriche so zu wählen, dass sie — in einer vorher bestimmten Distanz betrachtet — der Öffnung eines Minutenwinkels entspricht (min. sep.), während die Höhe und Breite der Figur sowie Zwischenräume das Ein- oder Mehrfache der Strichbreite betragen.

Zeichnet man ein n nach dieser Art in ein 25-teiliges Quadrat (Fig. 3), so beträgt die Höhe des ersten Grundstriches das Fünffache seiner Breite. Der zweite Grundstrich sowie der Bindestrich messen in ihrer Breite ebenfalls den fünften Teil der Gesamthöhe. Da die Gesamtbreite gleich der Höhe ist, bleiben für den weissen Zwischenraum drei Strichbreiten übrig.

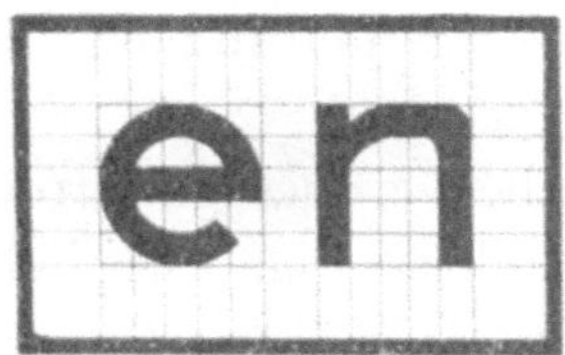

Fig. 3.

Hält man diesen Buchstaben so weit vom Auge ab, dass seine Höhe der Tangente eines 5 Minutenwinkels entspricht, so erscheinen die einzelnen Striche durchwegs in einer Breite, zu deren Erkennen wir eine Sehschärfe von 1,0 verlangen.

Die gewöhnliche Buchdruckform des n weicht aber von der eben beschriebenen wesentlich ab. Vor allem ist dort der Buchstabe nicht so breit und zweitens ist der verbindende Querstrich nicht gleich breit wie die beiden Grundstriche. Die Gesamtbreite unseres n darf ohne Zweifel um ein Fünftel reduziert werden, ohne dass dadurch die Erkennbarkeit in einer Distanz, welche dem Visus 1,0 entspricht, auch nur im geringsten beeinträchtigt würde. Die Veränderung zu gunsten des allgemein üblichen Buchstabenbildes besteht hier also einfach darin, dass der Zwischenraum um die Breite eines Striches schmaler wird. Es fragt sich, ob man die Verschmälerung des Zwischenraumes noch um eine weitere Strichbreite vornehmen dürfte, da ja immer noch ein Fünftel der Höhe übrig bliebe? Ohne Zweifel würden wir damit zu weit gehen, da der Buchstabe dann im Verhältnis zu seiner Höhe um so viel zu schmal ausfallen würde, als er am Anfang zu breit war. Wir dürfen verlangen, dass der Abstand zwischen den beiden Grundstrichen nicht weniger als zwei Fünftel und nicht mehr als drei Fünftel der Gesamthöhe messen darf, falls der Buchstabe n nicht sein gewohntes Bild einbüssen soll.

Die Breite des verbindenden Querstriches darf nirgends geringer sein als ein Fünftel der Höhe, denn in einer Distanz, in welcher die Breite der anderen Striche der Minutentangente entspräche, würde der Querstrich einem Auge mit Sehschärfe 1,0 unerkennbar werden und damit der Buchstabe n seine typische Form verlieren. Es gibt unter den verbreitetsten Leseproben Druckschriften, deren n wahre Verzerrungen der Normalform darstellen. Unter den sogenannten »fetten« Schriften trifft man dort Buchstaben, deren Grundstrichbreite beinahe die Hälfte der Höhe misst, während die Querstriche zu haardünnen Linien ausgezogen sind (vergl. Tafel VIII).

Was vom Buchstaben n gesagt wurde, darf man auch auf den Buchstaben e anwenden. Fig. 3 stellt ein e dar, dessen Striche in der Breite den fünften Teil der Gesamthöhe messen. Auch hier erscheint der Buchstabe zu breit, er darf ohne Einbusse an Erkennbarkeit um ein Fünftel schmaler gemacht werden, wenn alle Striche ihre Breite beibehalten. Der Querstrich muss — wie beim n — gleiche Breite haben wie die andern Komponenten, wieder aus den nämlichen Gründen wie beim Buchstaben n erwähnt.

Allgemein gefasst und für alle Buchstaben des Alphabetes geltend, darf verlangt werden, dass alle Quer- und Grundstriche, die zum Erkennen eines Buchstabenbildes unbedingt erforderlich sind, gleiche Breite haben müssen, damit sie dem Auge in allen Entfernungen unter dem gleichen Winkel erscheinen. Wäre ein einziger zum Erkennen des Buchstabens notwendiger Strich schmaler als die andern, so würde er einem Auge mit Sehschärfe 1,0 in dem Abstand undeutlich oder unsichtbar werden, wo die andern Striche noch die Breite der 1-Minutentangente hätten; damit aber hört die leichte Lesbarkeit auf und die Association muss helfend eingreifen.

Aus dem gleichen Grunde darf auch nirgends im Buchstabenbilde ein Zwischenraum zwischen zwei Strichen geringere Breite aufweisen als ein Fünftel der Höhe, da er sonst in einer Entfernung, in welcher seine begrenzenden Striche die Öffnung des 1-Minutenwinkels haben, vom Auge mit Visus 1,0 nicht mehr perzipiert werden könnte. Mit Rücksicht auf die Irradiation an schwarzweissen Grenzlinien, dürfen die zum Erkennen des Buchstabenbildes wichtigen Zwischenräume ohne Schaden etwas breiter gehalten werden.

Die Buchdruckschriften, die uns in Büchern und Zeitschriften täglich vorliegen, weisen bekanntlich durchwegs Buchstaben mit feinen Quer- und dickeren Grundstrichen auf, ohne dass wir deshalb Mühe hätten, sie zu lesen. Es liegt dies einfach daran, dass in der gewöhnlichen Lesedistanz auch die feinsten Querstriche immer noch breiter sind als die Minutentangente; die Schwierigkeit, zu lesen, beginnt für diese Druckschriften erst dann, wenn wir den Abstand zwischen Buch und Auge so weit vergrössern, bis uns die dickeren Grundstriche im Buchstabenbild gerade noch deutlich sichtbar sind, die feineren Querstriche erkennen wir dann nicht mehr.

Nun kommen aber für Leseproben, wie wir sehen werden, viel kleinere Druckschriften in Betracht, als wir sie im praktischen Leben überhaupt je zu Gesicht bekommen; so ist es einleuchtend, dass das Postulat der gleichförmigen Strichbreite strikte durchgeführt werden muss, da sonst an eine Lesbarkeit gar nicht zu denken wäre. Da wir aber weiterhin für alle Grössenabstufungen der Leseproben den gleichen Schriftcharakter verlangen, so muss dasselbe, was für die kleinen Grade gilt, auch für die grossen angewendet werden, obschon wir dieselben mühelos auch mit feinen Querstrichen lesen könnten. Es darf nicht vergessen werden, dass sich einem schwachsichtigen Auge die grossen Schriftgrade ähnlich präsentieren müssen, wie die kleinsten Grade einem Auge mit normaler Sehschärfe.

Das Alphabet einer Druckschrift adoptiert für alle Buchstaben die gleichen Charaktereigenschaften, wie sie den beiden Buchstaben e und n anhaften. Wenn demnach der Zeichner, der Ent-

würfe für Druckschriften macht, in den Buchstaben e und n
den Grundstrichen eine gewisse Breite im Verhältnis zur Gesamthöhe gibt und den Querstrichen wieder ein bestimmtes Verhältnis
zu den Grundstrichen, so behält er für alle andern Buchstaben
des Alphabets die nämlichen Massgrundlagen im Prinzip bei.

Wenn wir also unter den tausenden von verschiedenen Druckschriften eine geeignete Form zu wählen haben, dann suchen wir
nach einem Alphabet, dessen e und n unseren Anforderungen entsprechen und wissen dann, dass die übrigen Buchstaben nach
gleichem Prinzip ausgeführt sind.

Zur Illustration des bisher Gesagten lasse ich die Darstellung
des Wortes »ausserordentlich« nach verschiedenen Auffassungen
folgen (Tafel II).

Die erste Zeile ist nach dem Vorschlag von PERGENS (l. c.)
gezeichnet, die Buchstaben sollen dem Optotypprinzip möglichst
genau entsprechen. Ihre Höhe beträgt $\frac{5}{5}$, die Breite $\frac{3}{5}$, die Strichdicke $\frac{1}{5}$. Die Buchstabengestalt weicht aber so sehr von der landläufigen Form ab, dass sie nur mit grosser Unterstützung durch
Erinnerungsbilder und Association gelesen werden kann. Die grossen
Buchstaben des Alphabetes, die PERGENS zuerst nach dem gleichen
Prinzip konstruierte, sind noch viel schwieriger zu deuten; sagt
doch der Autor selbst: »La pratique nous a bien vite démontré
qu'il n'y avait que des savants qui parvenaient à déchiffrer nos
constructions et pas encore toujours en totalité.«

So weit darf die Druckschrift nicht willkürlich in ihren Formen
verändert werden, sie wird sonst niemals für Leseproben nützliche
Verwendung finden können.

Die zweite Zeile, welche gleiche Massverhältnisse aufweist wie
die erste, aber im Gegensatz zu dieser, die übliche Buchstabenform
beibehalten hat, ist ungleich viel leichter zu lesen, ohne indessen
weniger wissenschaftlich zu sein.

Zeile 3 und 4 unterscheiden sich in der Breite der Buchstaben
um je $\frac{1}{5}$ und zwar so, dass in Zeile 4 die Buchstaben e und n gleich
breit wie hoch sind. Die Zwischenräume zwischen den einzelnen
Buchstaben messen überall ein Fünftel der Höhe.

Findet man einerseits die Buchstaben der Zeile 2 zu schmal,
so sind andererseits diejenigen der Zeile 4 zu breit im Verhältnis
zum gewöhnlichen Buchstabenbild; Zeile 3 hält die Mitte.

Tafel II ist ganz besonders dazu geeignet, darzutun, dass das
Optotypenprinzip an einem und demselben Buchstaben in verschiedener Weise und hauptsächlich mit verschiedenem Erfolge

durchgeführt werden kann. Je weniger das ursprüngliche Buchstabenbild dadurch in seinen Dimensionen beeinflusst wird, desto günstiger ist das Resultat.

Was in Zeile 1 durchgeführt ist, kann als ein Versuch — dem Optotypprinzip ohne Rücksicht auf alles andere gerecht zu werden — angesehen werden, dem lediglich noch als Vergleichsobjekt Interesse zukommt.

Die drei folgenden Zeilen zeigen in auffallender und überzeugender Weise, dass es grundsätzlich verfehlt wäre, zu verlangen, die Buchstaben in ein 25teiliges Quadrat einzuzeichnen, in der Absicht, sie dadurch möglichst »optotypgerecht« zu machen. Alle Buchstaben, welche in die Breite gegliedert sind: a b c d e g h k m n o p q s u v w x y z, können dem Quadrat so eingezeichnet werden, dass sie es ausfüllen, die andern dagegen: f i j l r t bleiben unverändert. So kommt es, dass in Zeile 4 die t l i neben den gespreizten e n c etc. gar nicht zur Geltung kommen. Ebenso verfehlt wäre es, zu verlangen, dass unter allen Umständen die Zwischenräume innerhalb des Buchstabenbildes nicht breiter sein dürften als die überall gleichmässige Strichbreite. Wie Zeile 2 beweist, wird bei Durchführung dieses Prinzipes den breitgegliederten Buchstaben zu viel Zwang angetan, so dass das Gesamtbild wieder den Eindruck des Erzwungenen und Gekünstelten macht.

Bei der Auswahl der geeigneten Schriftart müssen ausser den soeben angeführten Gesichtspunkten selbst kleine Formabweichungen im Buchstabenbilde berücksichtigt werden, wenn sie auf den ersten Blick auch bedeutungslos erscheinen sollten. Die ständige Wiederholung irgendeiner Besonderheit in Gestalt oder Massverhältnis von Buchstabe zu Buchstabe, gibt dem fertigen Satzbild ein für die betreffende Schriftart typisches Gepräge, wie an den nachfolgenden Beispielen zu ersehen ist. Vergleicht man die Buchstaben e Nr. 1—4 der nachstehenden Gruppe mit einander, wovon

e   e   e   e

No. 1   No. 2   No. 3   No. 4

jeder einem anderen Schriftcharakter angehört, so wird man nicht sogleich augenfällige Unterscheidungsmerkmale feststellen können, solche zeigen sich erst bei aufmerksamem Betrachten und Vergleichen der Strichkomponenten untereinander. Sehr leicht lassen sich dagegen die e in der zweiten Gruppe Nr. 5—14 individuell auseinanderhalten.

e   e   e   e   e   e   e   e   e   e

No. 5   No. 6   No. 7   No. 8   No. 9   No. 10   No. 11   No. 12   No. 13   No. 14

Bei allen e ausser Nr. 5, 11, 12 und 13 zeigen sich deutliche Unterschiede zwischen den senkrecht und den wagrecht verlaufenden Strichen, und zwar sind die ersteren dicker. Ausserdem variiert das Verhältnis der Gesamtbreite zur Gesamthöhe und schliesslich ist diese letztere bei allen Buchstaben wieder eine andere.

Von den e Nr. 5 bis 14 nähert Nr. 12 am meisten dem Bilde der Fig. 3, während Nr. 7 und 8 diesem am unähnlichsten sind. Das erwähnte Verhältnis zwischen Höhe und Breite des Buchstabenbildes sowie seiner Quer- und Grundstriche zueinander, bedingt die Schönheit einer Druckschrift und ebenso ihre mehr oder minder leichte Lesbarkeit, was deutlich zutage tritt, sobald fortlaufende Sätze gedruckt werden. Es ist dann ein Leichtes, die einzelnen Schriftgattungen auseinander zu halten.

Aus den gleichen Alphabeten, denen die e-Gruppe 1—4 entnommen ist, wurden nachstehende Satzproben gebildet.

No. 1   **Die Besteigung des Vulkans von Tenerifa ist nicht nur dadurch anziehend, dass sie uns so reichen Stoff für wissenschaftliche Forschung liefert; sie ist**

No. 2   Die Besteigung des Vulkans von Tenerifa ist nicht nur dadurch anziehend, dass sie uns so reichen Stoff für wissenschaftliche Forschung liefert; sie ist es

No. 3   Die Besteigung des Vulkans von Tenerifa ist nicht nur dadurch anziehend, dass sie uns so reichen Stoff für wissenschaftliche Forschung liefert; sie is

No. 4   **Die Besteigung des Vulkans von Tenerifa ist nicht nur dadurch anziehend, dass sie uns so reichen Stoff für wissenschaftliche Forschung liefert; sie i**

Unter den Satzproben Nr. 1—4 fällt zuerst Nr. 4 durch die Grösse der Buchstaben und die Dicke der Striche auf, Nr. 2 hat die kleinsten Buchstaben und Nr. 3 die feinsten Querstriche. Von blossem Auge schon und ohne Zuhilfenahme von Messinstrumenten konstatiert man leicht prinzipielle Unterschiede in der Formation der Strichkomponenten bei den verschiedenen Nummern. Solche Merkmale sind hier direkt auffallend, während sie bei den zugehörigen Einzelbuchstaben e Nr. 1—4 erst gesucht werden mussten.

Bei den folgenden Satzproben Nr. 5—14, welche aus den korrespondierenden Alphabeten der e Nr. 5—14 gesetzt wurden, drängen sich die Unterschiede geradezu auf.

No. 5   Die Besteigung des Vulkans von Tenerifa ist nicht nur dadurch anziehend, dass sie uns so reich e

No. 6   **Die Besteigung des Vulkans von Tenerifa ist nicht nur dadurch anziehend e**

No. 7   Die Besteigung des Vulkans von Tenerifa ist nicht nur dadurch anziehend, dass sie uns so reichen e

No. 8   **Die Besteigung des Vulkans von Tenerifa ist nicht nur dadurch anziehend e**

No. 9   Die Besteigung des Vulkans vo n Tenerifa ist nicht nur dadur e

No. 10   **Die Besteigung des Vulkans von Tenerifa ist nicht nur dadurch anziehend, e**

No. 11   Die Besteigung des Vulkans von Tenerifa ist nicht nur dadurch anziehend, dass sie uns so reichen Stoff für e

No. 12   **Die Besteigung des Vulkans vo n Tenerifa ist nicht nur dadu e**

No. 13   Die Besteigung des Vulkans von Te nerifa ist nicht nur dadurch anzi e

No. 14   Die Besteigung des Vulkans vo n Tenerifa ist nicht nur dad e

Es interessieren uns von den angeführten Beispielen vor allen andern die Nr. 5, 11, 12 und 13, da sie die einzigen Druck schriften dieser Gruppe sind, welche gleichbleibende Dicke der Quer- und Grundstriche aufweisen. Berücksichtigt man ausserdem auch die Gesamtform der Buchstaben, so fällt die genauere Prüfung zugunsten von Nr. 12, weil ihre Formen einfach und leicht lesbar sind, weil sie sich am meisten dem Strichdickenverhältnis 1:5 nähert und weil auch die Breite der Buchstaben in einem guten Massverhältnis zur Höhe steht; bei den Nr. 5, 11 und 13 sind die Striche im Verhältnis zur Höhe des Buchstabens zu dünn.

Betrachtet man die obigen Satzproben mit der Lupe und vergleicht man die Buchstaben mit einander inbezug auf die Massverhältnisse ihrer Strichkomponenten, dann wird man das oben Gesagte bestätigt finden, dass nämlich alle Buchstaben des Alphabets gleiche Strichproportionen aufweisen, wie die zugehörigen n und e.

Unter allen Druckschriften mit gleichmässiger Strichbreite habe ich nach den auf pag. 26 angegebenen Leitsätzen die engere Auswahl getroffen und schliesslich die Druckschrift gewählt, wie sie im nachstehenden Alphabet wiedergegeben ist:

a b c d e f g h i j k l m

n o p q r s t u v w x y z

Nach dem Vorgange von COHN[1]) und BECKER[2]) habe ich den Buchstaben n zu meinen vergleichenden Messungen verwendet und bin bei der Feststellung der Massverhältnisse der als geeignet gefundenen Schriftart wie folgt vorgegangen. Von den frisch aus der Giesserei bezogenen Lettern der oben abgedruckten Grösse wurde der metallene Buchstabe n unter dem Mikroskop aufrechtstehend gemessen und zwar: (vergl. Fig. 4)

die Bildhöhe a

die Gesamtbreite b

Breite des ersten Grundstriches c

» » zweiten » d

Breite des Zwischenraumes e

---

[1]) COHN, Tagb. d. Naturforsch. Vers. Danzig 1881, Nr. 3.

[2]) BECKER, Über abs. und relat. Sehschärfe etc. Klin. Monbl. 1891, XXIX, pag. 404.

Nach den Anforderungen der Optotypkonstruktion sollten für diesen Buchstaben die Breiten der Grundstriche c und d einander gleich sein und je ein Fünftel der Höhe a betragen, für den Zwischenraum e müssen wenigstens noch 1,5 bis 2,0 Fünftel übrig bleiben. Diese Forderungen werden nicht nach allen Richtungen genau erfüllt, da es keine Schriftgattung gibt, welche nach den Gesichtspunkten der Optotypiebuchstaben gezeichnet wurde.

Unser Buchstabe n hat am Mikroskop gemessen folgende Dimensionen:

Höhe a	= 4,8 mm
Gesamtbreite b	= 4,0 mm
Breite des Grundstriches c	= 1,0 mm
Breite des Grundstriches d	= 1,0 mm
Breite des Zwischenraumes e	= 2,0 mm

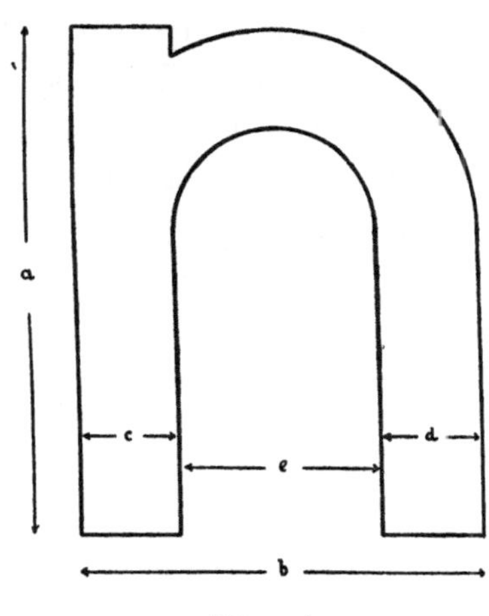

Fig. 4.

Setzt man die Höhe a der Tangente des 5-Minutenwinkels gleich, dann beträgt die Breite der Komponenten c und d etwas weniger mehr als die 1-Minutentangente und der Zwischenraum e etwas mehr als die 2-Minutentangente.

Dieses überaus günstige Massverhältnis ist für alle Buchstaben des Alphabets analog durchgeführt, soweit es die schrifttechnischen Grundsätze erlaubten. Es resultiert daraus eine in ihren Formen ausserordentlich einfach gehaltene, prägnante, für jedermann leicht lesbare Schrift.

Die nachfolgenden Zeichnungen dienen zur Analyse aller Buchstaben des Alphabets (in Betracht kommen nur die Minuskeln). Jeder Buchstabe wurde auf die Höhe eines 25teiligen Quadrates projiziert und durch Nachzeichnen der Konturen fixiert. Da es sich dabei um Handzeichnungen handelt, ist die bei Kurven vorhandene zum Teil unegale Begrenzung entschuldbar, diese kleinen Mängel haften den Originalbuchstaben natürlich nicht an.

Neben jeder projizierten Figur ist im gleichen Höhenverhältnis der gleiche Buchstabe nach Optotypprinzip geometrisch konstruiert und zwar unter möglichster Anlehnung an das Bild des Originalbuchstabens. Die Strichkomponenten dieser Vergleichsfiguren sind durchwegs von einheitlicher Breite, nämlich $\frac{1}{5}$ der Höhe, während die Zwischenräume zwischen den Werten $\frac{1}{5}$ und $\frac{2}{5}$ variieren.

Auf jeder Seite steht links der vergrösserte Originalbuchstabe des als für Leseproben geeignet befundenen Alphabets, rechts der geometrisch konstruierte Vergleichsbuchstabe und darunter je eine Zeile gleichlautender Buchstaben aus völlig heterogenen Alphabeten zusammengestellt, was einen Einblick in den verschiedenartigen Aufbau der Strichkomponenten gewährt.

Eine kurze Kritik macht auf etwaige Mängel des gewählten Buchstabenbildes aufmerksam.

a. Die Lücken zwischen den Querstrichen sind reichlich gemessen ohne den Mittelstrich zu stark zu verdünnen. An seiner schmalsten Stelle bleibt dieser etwas unter dem Fünftel, was die Erkennbarkeit des Buchstabens wegen der prägnanten Linienführung nicht beeinträchtigt.

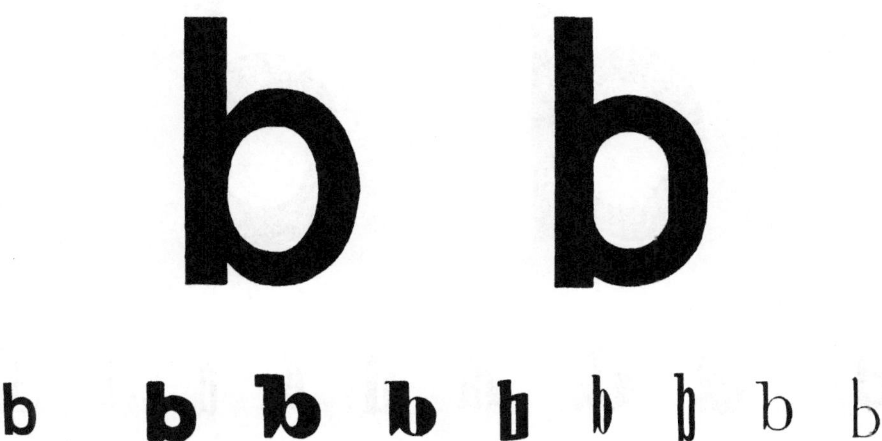

b. Die Ansatzstellen des Ringstückes an den Grundstrich sind relativ schmal, doch ist ihre Uebergangsstelle so breit, dass die Erkennbarkeit nicht leidet.

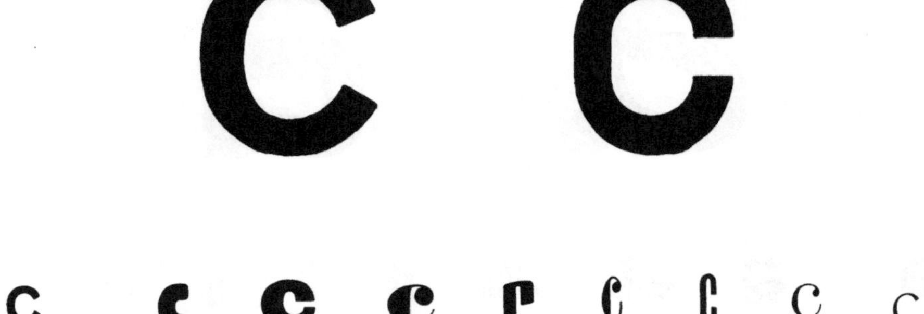

c. Die Oeffnung des Ringes ist grösser als ein Fünftel, was gegenüber der Vergleichsfigur als Vorteil zu notieren ist.

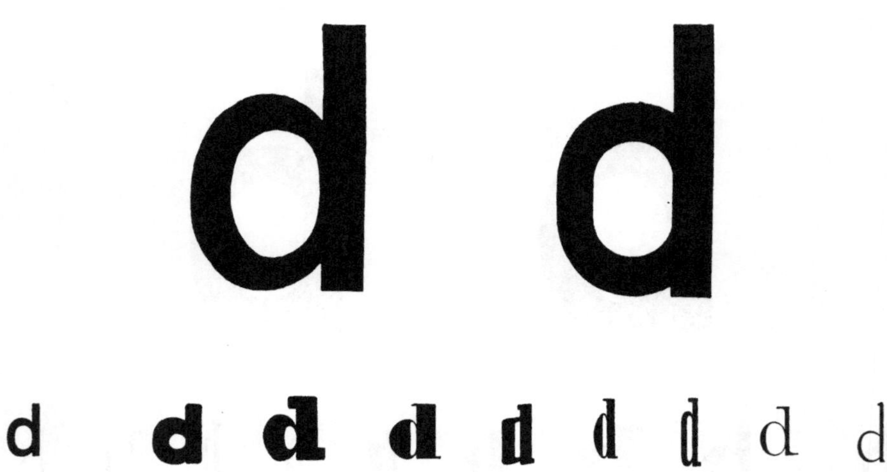

d. Was beim Buchstaben b bezüglich des Ueberganges des Ringstückes in den Grundstrich gesagt wurde, gilt auch hier in analoger Weise.

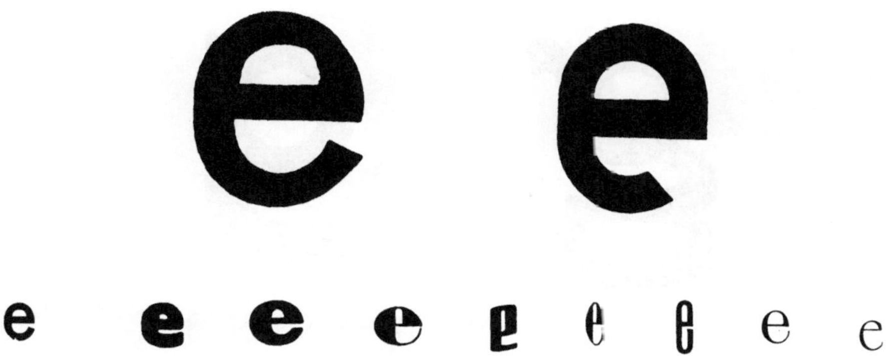

e. Die Proportionen entsprechen der Optotypkonstruktion, nur ist der Abstand des Querstrichs zur innern Ecke des untern Bogens kleiner als ein Fünftel, die starke Abschrägung dieser Partie nach aussen gleicht den Mangel wieder aus. Eine Verwechslung mit einem andern Buchstaben ist ausgeschlossen.

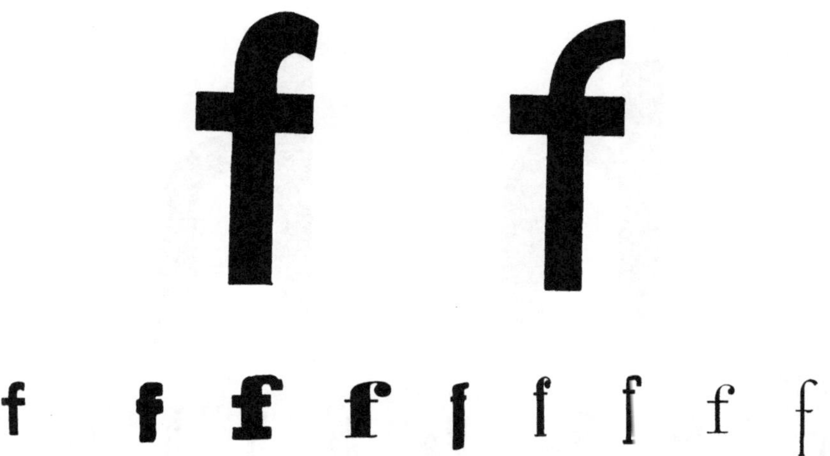

f. Alle Strichbreiten sind zweckentsprechend, die starke Abbiegung des oberen Teiles verhindert ein Verwechseln mit dem sonst ähnlichen Buchstaben t.

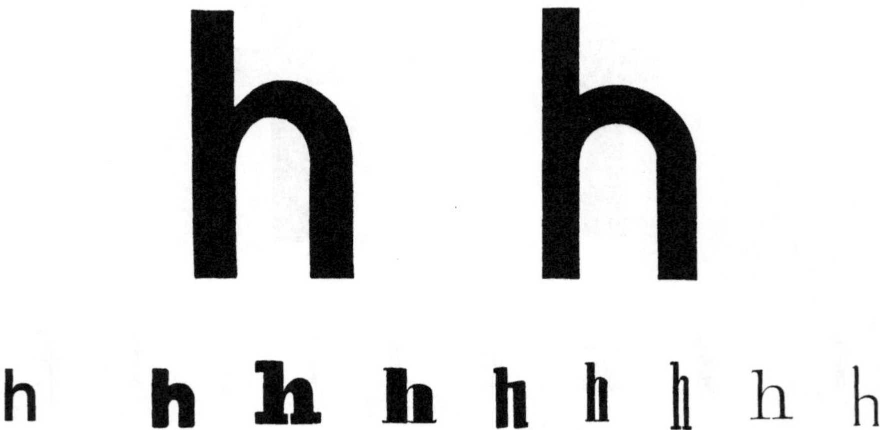

g. Die Figur ist mehr gegliedert, als für die Lesbarkeit des Buchstabens notwendig wäre. Die Lücke zwischen oberem und unterem Ring ist zu schmal, im unteren Ring ist aber der Zwischenraum richtig proportioniert, so dass das Gesamtbild deutlich bleibt. Die Differenzierung wird durch den stark ausgebildeten oberen Anhängsel erleichtert.

h. Die Figur zeigt keine negativen Besonderheiten, sie nähert sich sehr den Proportionen der Vergleichsfigur.

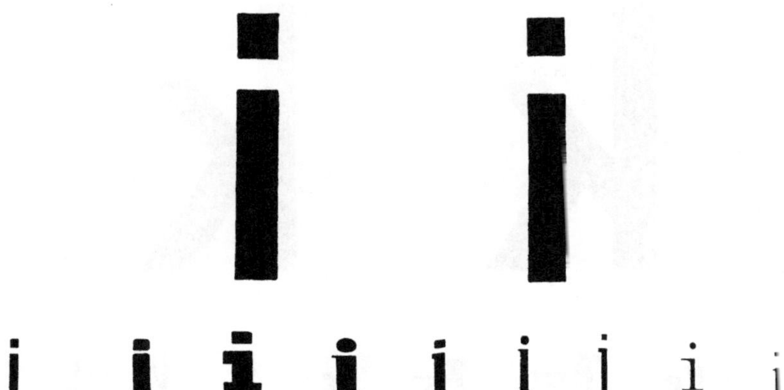

i. Ein positiver Mangel dieses Zeichens ist der zu geringe Abstand des i-Punktes vom Grundstrich. Bei den ganz kleinen Schriftgraden, wo die Gesamtbreite zu einer haarfeinen Linie zusammenschmilzt, ist eine Verwechslung mit dem Buchstaben l leicht möglich. Dem Fehler lässt sich mechanisch abhelfen.

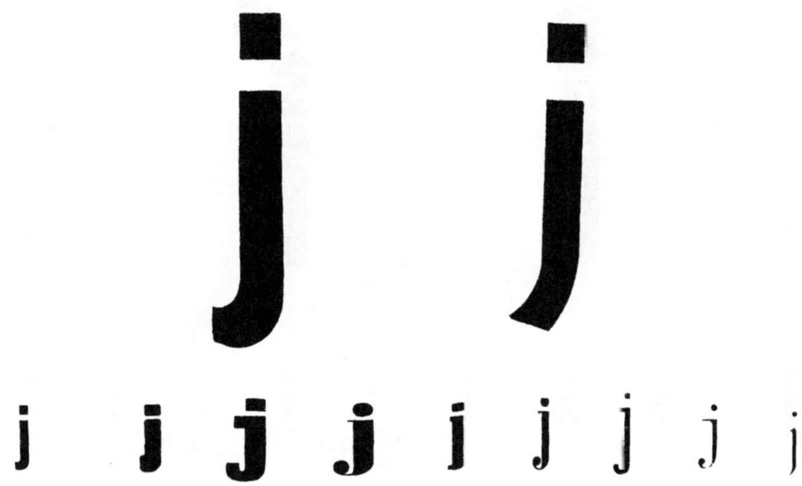

j. Wie beim gewöhnlichen i ist auch hier der Punkt zu nahe beim Grundstrich. Eine Verwechslung mit irgend einem andern Buchstaben ist aber wegen des deutlich ausgeführten unteren Bogens ausgeschlossen.

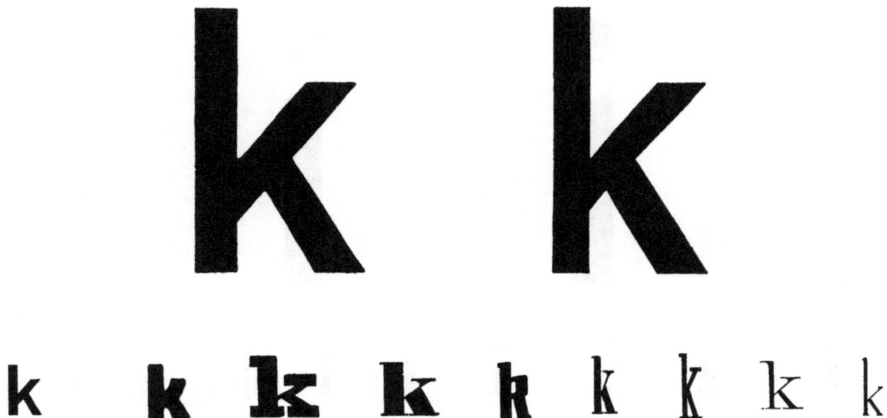

k. Das Buchstabenbild ist in allen Teilen korrekt.

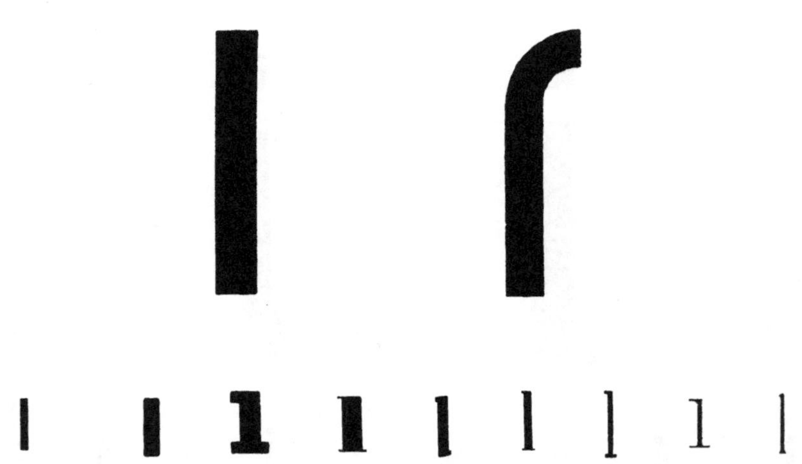

l. Die Ausführung des Buchstabens l als einfacher gerader Strich ist seine primitivste Form. Ein Abbiegen des oberen Teils im Sinne der Vergleichsfigur ist vorzuziehen mit Rücksicht auf die Unterscheidbarkeit vom Buchstaben i.

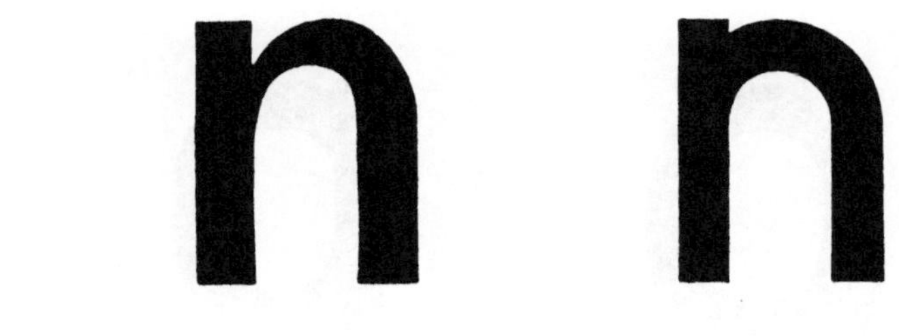

m.   Die Buchstabenform ist korrekt; die beiden Zwischenräume dürften ohne Schaden etwas schmaler gehalten sein.

n.   Der Uebergang des Bogens in den Grundstrich verjüngt
sich stark, eine Eigentümlichkeit, welche bei allen bogigen Strichkomponenten dieses Alphabets wiederkehrt.   Die sonst kräftigen
Formen und besonders das gute Verhältnis der Strichbreiten zum
Zwischenraum lassen den Charakter des Buchstabens nie verkennen.

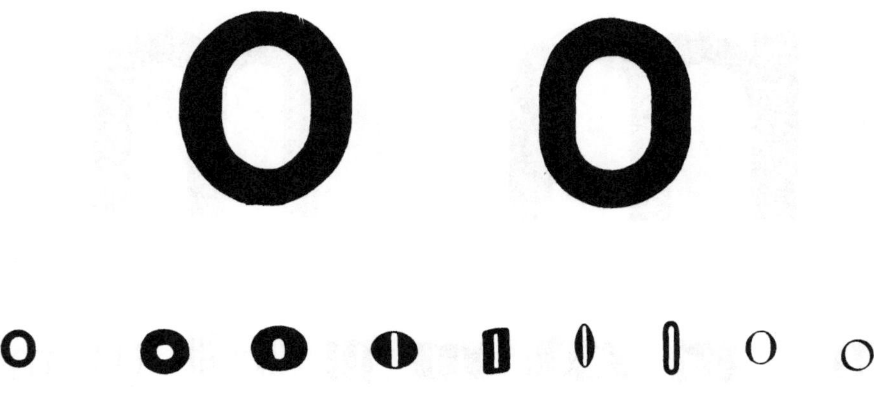

o. Dieses Buchstabenbild zeigt keine negativen Merkmale. Bei aller Prägnanz ist seine Form gefälliger als die des Vergleichsbuchstabens.

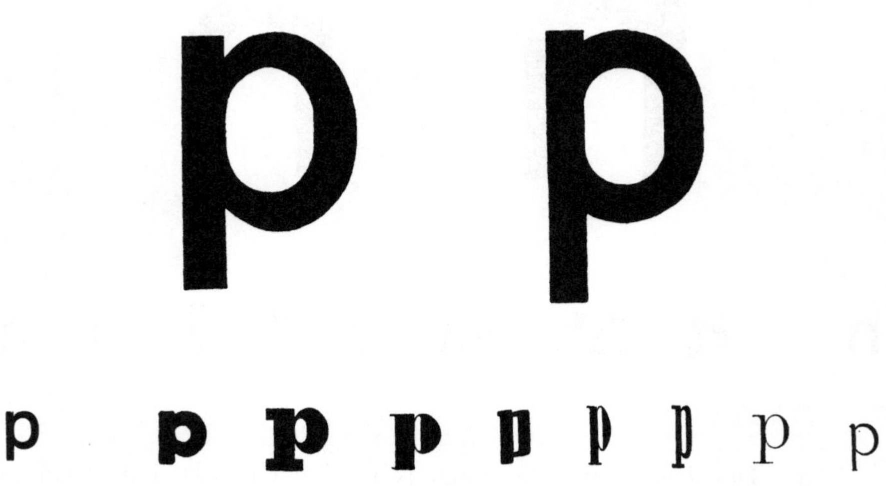

p. In Bezug auf den Ansatz des Ringstückes gilt auch hier das vorher Gesagte.

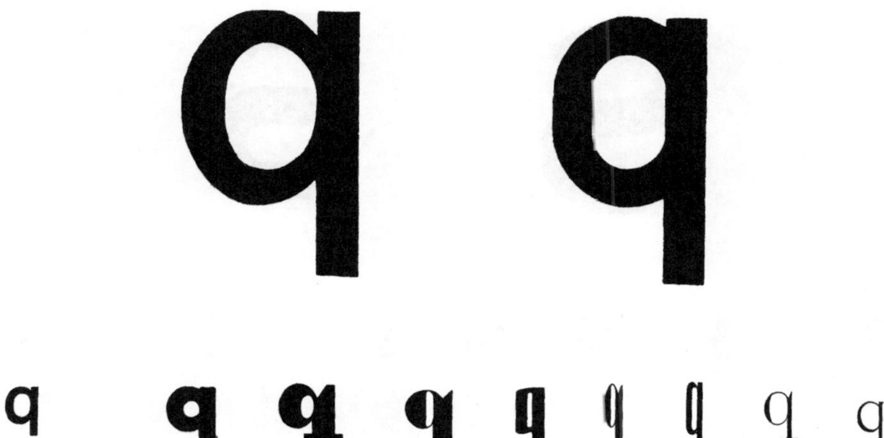

q. Dieser Buchstabe ist das Spiegelbild des p, er ist in allen Teilen gleich dimensioniert wie jenes.

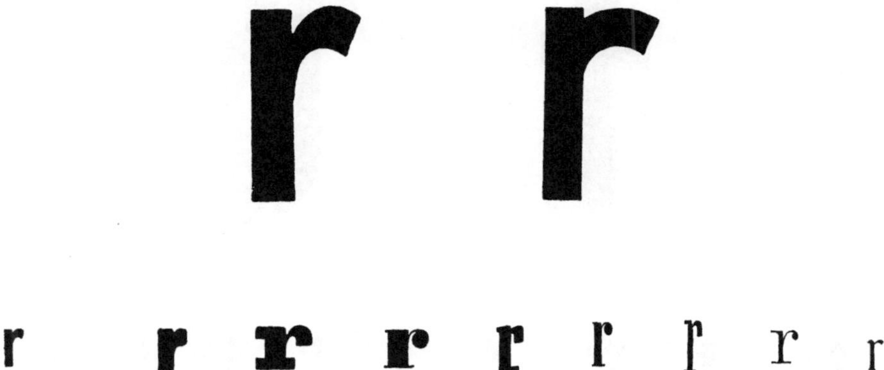

r. Der typische, nach rechts ausladende Ansatz ist in wohl-proportionierter Form ausgebildet und sichert auch für die kleinsten Schriftgrade eine leichte Erkennbarkeit des Buchstabens.

S S

s s s s s s s s s s

s. Die Linienführung dieses Buchstabens ist ausserordentlich gefällig und dabei doch absolut korrekt. Ein Vergleich mit den beigefügten kleinen Vergleichsbuchstaben lässt diese Besonderheit in wirksamer Weise hervortreten.

t t

t t t t t t t t t

t. Die Abschrägung des oberen und die Umbiegung des unteren Endes schützen dieses Zeichen in sicherer Weise vor einer Verwechslung mit dem sonst ähnlichen Buchstaben f.

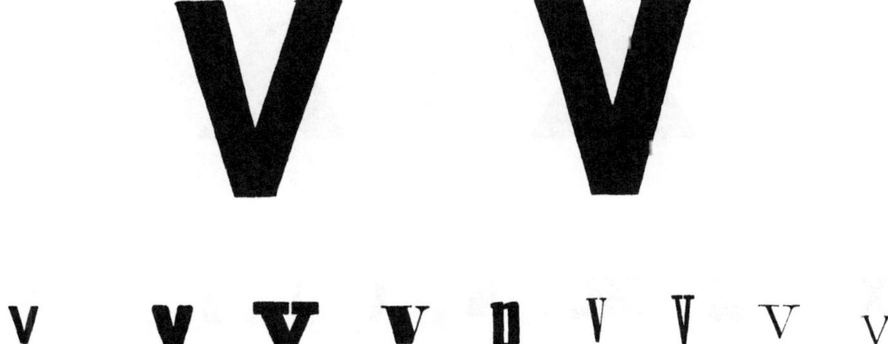

u. Bei den meisten Schriftarten ist das Bogenstück der Buchstaben n und u relativ zu dünn, so dass die beiden Zeichen bei kleinen Schriftgraden oft nicht leicht unterschieden werden können. Hier aber schützt die kräftige Ausbildung des Bogens bis zu seiner Mitte hin vor Schwierigkeiten dieser Art.

v. Dieser Buchstabe ist in seiner primitiven Gestalt wiedergegeben. Durch das Fehlen von gebogenen Strichkomponenten und die grosse Oeffnung der beiden Schenkel bleibt seine Gestalt in allen Grössen leicht erkenn- und differenzierbar.

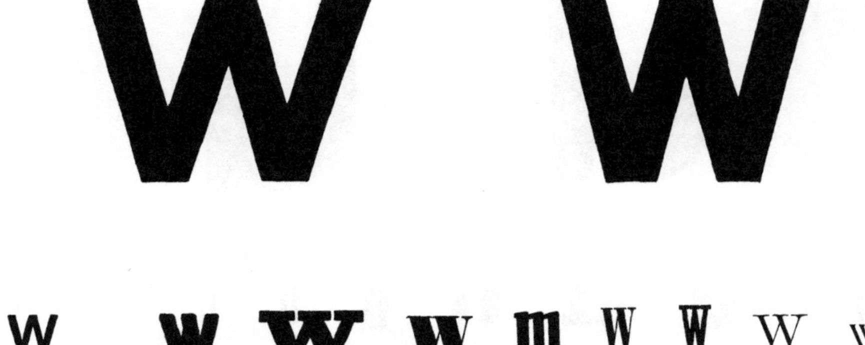

w. Das Bild ist ein doppeltes v, für seine Beurteilung gilt dasselbe, was für den Buchstaben v gesagt wurde.

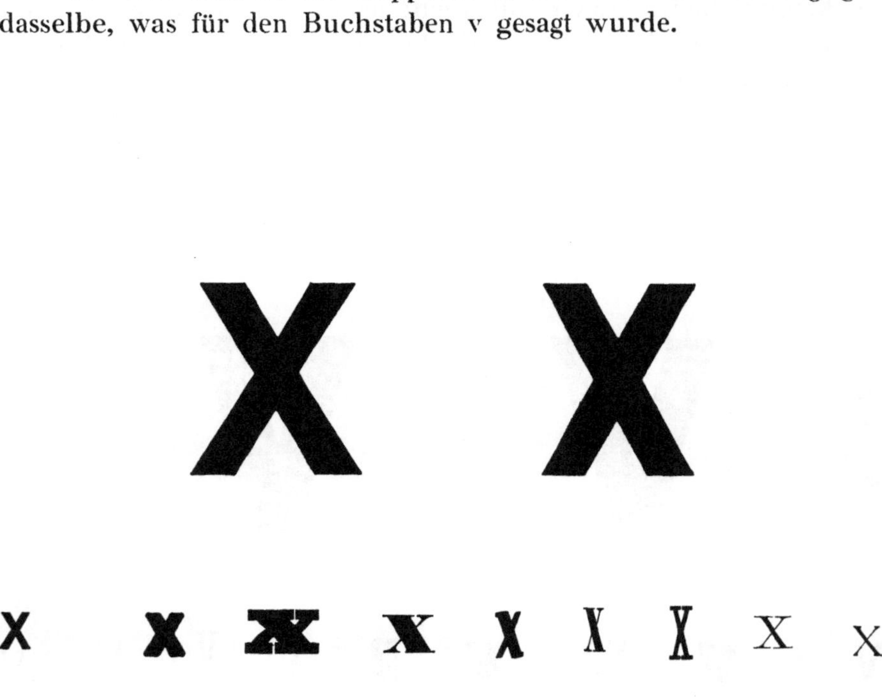

x. Der Buchstabe x ist in dieser Strichführung mit keinem anderen Schriftzeichen zu verwechseln. Zum Unterschiede mit der Vergleichsfigur liegt die Kreuzung der beiden Striche etwas oberhalb der halben Höhe, was dem Bild zum Vorteil gereicht.

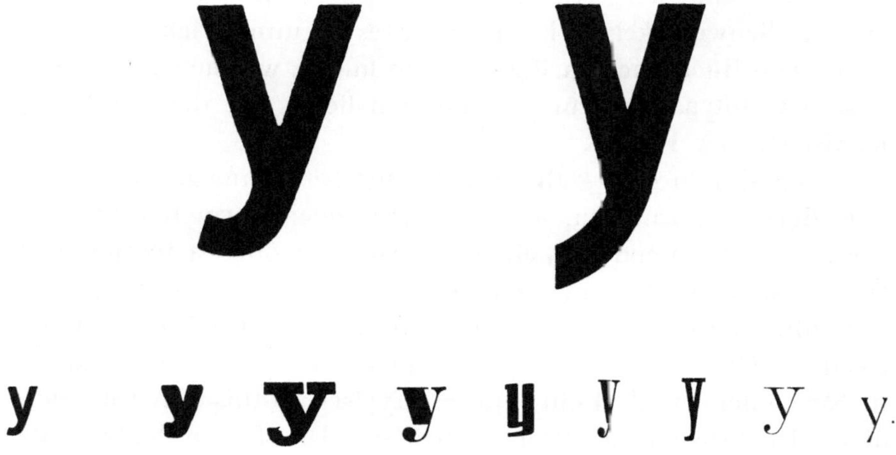

y. Die zur Unterscheidung vom Buchstaben v dienende Verlängerung und die Abbiegung unter die Linie ist im richtigen Massverhältnis durchgeführt.

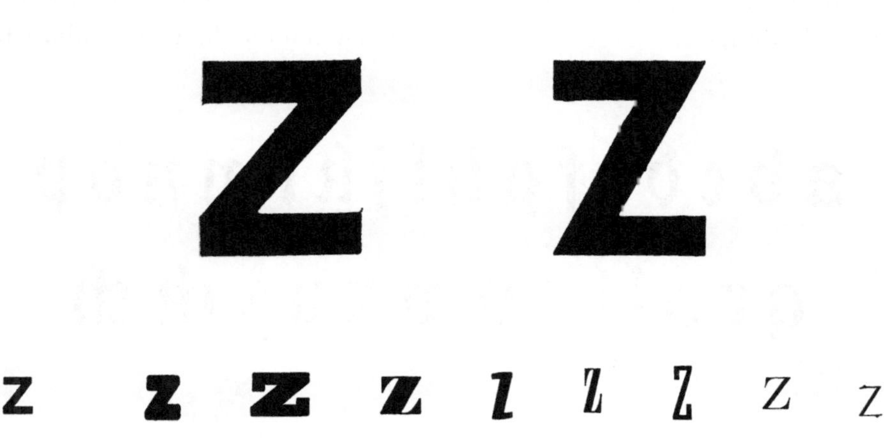

z. Die Breite der Strichkomponenten ist eine gleichmässige und entspricht durchwegs unseren Anforderungen.

Die Wahl einer passenden *gothischen Schriftart* bietet ungleich grössere Schwierigkeiten, ja, ich halte es für unmöglich, unter den gothischen Buchdruckschriften eine zu finden, welche sich so leicht unsern Optotypanforderungen anpassen liesse, wie dies bei der romanischen der Fall ist.

Wir dürfen dem gothischen Buchstaben keine grossen Formveränderungen zumuten, wenn er nicht seinen Formcharakter verlieren soll. Während z. B. ein romanisches e oder a immer noch leicht lesbar bleibt, wenn man seine Quer- und Grundstriche von einheitlicher Breite macht, sogar wenn man die Buchstaben in ein 25teiliges Quadrat einzeichnet, so würde eine gleiche Modifikation in Strichdicke und -Führung den typisch gothischen Charakter dieser Buchstaben geradezu vernichten. Die feinen Spitzen, die Ecken und die Bruchstellen im Buchstabenbilde sind für die gothischen Druckschriften ureigene Formbesonderheiten, welche ihrer Verwendung zu Leseproben hindernd im Wege stehen.

Soll gothischer Druck aber trotzdem in Leseproben Platz finden, dann muss man zum voraus auf optotypähnliche Verhältnisse verzichten und sich lediglich darauf beschränken, eine Schriftart zu wählen, welche nirgends ausgesprochene Haarstriche aufweist, keine zu spitz auslaufende Ecken zeigt und welche hauptsächlich frei ist von den bei gothischen Schriften so beliebten Schnörkeln und Verzierungen. Eine Schriftart, welche nach diesen Gesichtspunkten ausgewählt wurde, zeigt nachstehendes Alphabet.

abcdefghijklmnop

qrsftuvwxyz ck ch)

Die vier nachfolgenden Satzproben stammen aus vier gänzlich verschiedenen gothischen Alphabeten. Die erste Zeile ist die ausgewählte Schrift, die andern dienen zum Vergleich. Der auffallende Unterschied in der Lesbarkeit zeigt sich erst so recht deutlich in einer Lesedistanz von 3—4 Metern.

Die Stadt Kopenhagen ist
Die Stadt Kopenhagen ist rei
Die Stadt Kopenhagen ist re
Die Stadt Kopenhagen ist reich

II. Abschnitt.

»Für sämtliche Grössenabstufungen soll die gleiche Schriftart gewählt werden«.

Die Leseproben — theoretisch betrachtet — sollen in bezug auf das Nahesehen das Gleiche darstellen, was die Optotyptafeln für das Fernsehen sind: Messobjekte. Bei jedem Messverfahren, handle es sich um Längen-, Winkel- oder Raummasse, wird mit der ein- oder mehrfachen Masseinheit gerechnet und zwar entweder mit der Längen-, oder der Winkel- oder der Raumeinheit, nie aber mit den verschiedenen Dimensionen zugleich. Das erscheint uns ebenso selbstverständlich, wie die Forderung, dass eine Länge entweder mit dem Meter- oder dem Zollsystem verglichen werde, nicht aber mit beiden zusammen, indem z. B. eine Strecke mit 5 Meter 10 Zoll angegeben würde. Man sollte über solche Dinge kein Wort verlieren müssen und doch zwingen die auffallenden Verstösse in dieser Richtung, wie ich sie bei vergleichenden Messungen an verschiedenen Leseproben fand, zu eingehender Besprechung. Gerade hierin, d. h. in der unlogischen Durchführung des Messverfahrens, ist am meisten gefehlt worden und ich schreibe es gerade diesem Umstande zu, dass die gedruckten Leseproben nie eine wissenschaftliche Würdigung finden konnten.

Man hat instinktiv die Mangelhaftigkeit der gedruckten Lese-proben als Messobjekte empfunden und hat mit Recht betont, dass die üblichen Leseproben niemals mit den Optotyptafeln, wie sie eingangs beschrieben wurden, inbezug auf Messwert und Exaktheit in Konkurrenz treten könnten. Die Behauptung wird durch die Tatsache bewiesen, dass irgend eine Buchstabenart nicht die Funktion von Optotypen übernehmen kann und dass die Grösse der verwendeten Druckschriften nicht einer durch Berechnung vorgeschriebenen Gradation entspricht. Der erste Fehler lässt sich beheben, wie im Abschnitt 1 gezeigt wurde; der zweite Fehler kann, wie aus nachstehendem hervorgeht, leicht ausgeschaltet werden, auf den dritten Hauptfehler der Leseproben aber ist meines Wissens der Finger nie gelegt worden; das ist das Durcheinanderwerfen ganz verschiedenartiger Masseinheiten innerhalb des gleichen Messobjektes.

Eine Optotyptafel mit LANDOLTschen Ringen, wie sie im I. Teile beschrieben wurde, basiert auf der Minutentangente als Masseinheit, dargestellt durch die Breite der Lücke im Ring. In jeder Grössengruppe misst die Lücke eine Minutentangente für den zugehörigen Wert D. Würden wir unter Beibehaltung der jeweiligen Ringdurchmesser (5' Tangente) die Lücke wahllos grösser oder kleiner als die Minutentangente ausführen, so hätte die Tafel, weil falsch konstruiert, keinen Wert mehr. Mit andern Worten: es müssen sämtliche Ringfiguren genau dieselben Proportionen untereinander aufweisen, so dass z. B. die kleinsten Optotypen ein exaktes Abbild der grössten sind, nur in kleinerem Masstab ausgeführt.

Ebenso würden wir eine Optotypentafel mit SNELLENschen Hacken verwerfen, deren E-Figuren regellos längere oder breitere Striche besässen als der 5-, bezw. 1-Minutentangente entspricht.

Was wir von den Fernproben als Grundbedingung für Richtigkeit voraussetzen, müssen wir auch für Leseproben beanspruchen. Wenn beispielsweise der Buchstabe n der grössten Druckschrift einen Grundstrichabstand von $\frac{2}{5}$ der Höhe hat, so muss bei allen folgenden Grössenstufen, und seien es noch so viele, dieser Grundstrichabstand immer wieder $\frac{2}{5}$ der jeweiligen Buchstabenhöhe messen. *Jede Strichkomponente und jeder Zwischenraum im Buchstabenbild müssen unbedingt von Gruppe zu Gruppe untereinander genau die gleichen Proportionen aller ihrer Dimensionen aufweisen.*

Wird für die Herstellung einer »Leseprobe« ein bestimmtes Alphabet als geeignet befunden, z. B. jenes auf Seite 36 wieder-

gegebene, so muss es natürlich für sämtliche Satzgruppen verwendet werden, weil die Proportionen seiner Strichkomponenten
die gewählte Masseinheit einschliessen, von welcher nicht abgewichen werden darf. Es würde uns als widersinnig erscheinen,
wenn ausser dem gewählten Alphabet noch deren andere mit-
verwendet würden — und doch wird dieser Verstoss bei der
grossen Mehrzahl aller bekannten Leseproben angetroffen.

Die hier stets zum Vergleich herangezogenen Schriftskalen
von JAEGER und von SNELLEN bieten ausserordentlich instruktives
Material zur kritischen Erörterung dieser Frage. Bei Vergleichen
handelt es sich darum, innerhalb jeder Abteilung gleicher Schriftgattung (gothisch oder romanisch) die Zeilengruppen einander gegenüber zu stellen, um nachzusehen, ob durchgehend gleiche Buch-
stabenformen angewendet wurden oder nicht. Stellt sich dabei
heraus, dass gleichlautende Buchstaben nicht ausnahmslos gleiche
Proportionen aufweisen, dann sind die betreffenden Leseproben
mit ungleichen Masseinheiten aufgebaut. Es ist nicht leicht, einen
kleinen Buchstaben mit einem fünfmal grössern auf Überein-
stimmung der Proportionen zu prüfen, es gehören dazu, wenn
auch einfache, so doch zeitraubende Rechnungen. Dagegen lassen
sich Buchstaben gleicher Grösse leicht miteinander vergleichen
und ein aufmerksames Auge wird ohne Schwierigkeit selbst gering-
fügige Differenzen herausfinden. Ich habe deshalb alle Zeilengruppen der SNELLENschen, der JAEGERschen und der Berner
Leseproben auf photographischem Wege auf eine einheitliche
Buchstabenhöhe vergrössert, resp. verkleinert und auf den Tafeln
VII—XIV zusammengestellt. Bei dieser Prozedur bleiben natürlich
die Proportionen der Originalbuchstaben unverändert, einzig die
Gesamtgrösse wird modifiziert.

An einigen Beispielen will ich die Art des Vergleichens de-
monstrieren:

JAEGER, gothisch, Nr. 7 und Nr. 17 auf gleiche Buchstabenhöhe reproduziert:

der es so weit gebracht hat, alle St
en und Großen der Natur aufzulesen
oße Einheit zu finden, ist der Gotthei
jeder Mensch alle Menschen liebte,

JAEGER gothisch No. 7

gen, denn es bleibt
sich ewig gleich.

JAEGER gothisch No. 17

Man vergleiche die Buchstaben n von Nr. 7, Zeile 2 im Wort »und« mit Nr. 17 im Wort »denn« miteinander. In Nr. 17 sind die beiden Grundstriche von gleicher Form, in Nr. 7 sind die oberen und unteren Enden der Grundstriche verschieden unter sich und verschieden gegen Nr. 17. In Nr. 17 sind Grundstrichbreite und Zwischenraum annähernd gleich gross, in Nr. 7 ist der Zwischenraum ungefähr doppelt so gross als die Strichbreite. Das n in Nr. 7 ist verhältnismässig breiter als in Nr. 17. Dieser Charakter ist in allen andern Buchstaben analog wiederzufinden, sodass die Druckschrift Nr. 7 in ihren Formen breiter und klarer imponiert als die Schrift Nr. 17, deren Bild schmal ist und viel grössere Unterschiede zwischen Haar- und Grundstrichen aufweist.

JAEGER, romanisch, Nr. 7, 15 und 17 auf gleiche Buchstabenhöhe reproduziert:

Richelieu étaient savants, étaient-ils
nistres? Il sait le grec, continue l'
st un philosophe. Et en effet, une
nces, parlait grec, et par cette rais

JAEGER romanisch No. 7

je dans ma chambre à l'abri
du nord, ai-je un lit de plume,
après vingt ans entiers qu'on
me débite dans la place?

JAEGER romanisch No. 15

**procure toutes
choses? Le vil
praticien grossit
son mémoire, se**

JAEGER romanisch No. 17

Man vergleiche die Buchstaben n des Wortes »savants« in Nr. 7, »dans« in Nr. 15 und »praticien« in Nr. 17 miteinander. Von Nr. 7 bis 17 nimmt die Grundstrichbreite im Verhältnis zur Gesamtbreite zu, während der Zwischenraum schmaler wird. Besonders auffallend verändert sich bei allen Buchstaben das Verhältnis der Grundstriche zu den Haarstrichen, welches in Nr. 17 besonders ungünstig ist.

SNELLEN, romanisch, die Gruppen $D = 1$, $D = 1{,}25$, $D = 1{,}75$, $D = 2{,}25$

steine flatterten abgelebte Spatze
frisch aus, wie Salat der auf ei
Kurfürst erkannte mich , er stan
schien magerer geworden zu sein

$D = 1{,}0$

Traume, und dachte an das
erten Städten, und ich eilte zu
ch nicht zu früh erwachte. I
ch manchen Baum, und mancher
vier grossen Pappeln, die mi

$D = 1{,}25$

ten Bank des Hofgartens sitze
die Vergangenheit zurückträum
rte ich hinter mir verworrene M
henstimmen, welche das Schick
r armen Franzosen beklagten, d

$D = 1{,}75$

nach Sibirien geschlepp
dort mehrere lange Jahr
obgleich schon Frieden wa
zurückgehalten worden un

$D = 2{,}25$

Bei den beiden mittleren Gruppen sind die Unterschiede nicht gerade auffallend, aber immerhin deutlich vorhanden; man vergleiche die bezüglichen Buchstaben a, g, k und n miteinander. Ganz bedeutend sind die Differenzen der Strichkomponenten zwischen $D = 1$ und den übrigen Gruppen, sowie zwischen $D = 2{,}25$ und den übrigen. Hier sind vier aufeinanderfolgende Zeilengruppen aus vier verschiedenen Schriftarten aufgebaut und repräsentieren somit vier verschiedene Massysteme! Wie sehr die vier Schriftarten von einander differieren, zeigt das nachstehende Satzgebilde, dessen vier Wörter je einer der obigen Gruppen entnommen sind (die Original-gruppen enthalten mehr Zeilen als die Reproduktionen).

waren erst alle russischen

Die Beispiele liessen sich leicht vermehren, doch genügen die angeführten, um zu zeigen, dass Missverhältnisse selbst bei den bekanntesten Leseproben in auffallender Weise vorhanden sind.

Wir dürfen wohl mit Sicherheit annehmen, dass sowohl JAEGER als auch SNELLEN sich dieses Umstandes bewusst waren; beide haben sich bemüht, unter den ihnen zur Verfügung stehenden Buchdrucklettern die Auswahl so zu treffen, dass die Grösse derselben von Gruppe zu Gruppe möglichst gleichmässig zu- oder abnahm. Das geht deutlich aus den Angaben der SNELLENschen Proben hervor: nach dem Wert D seiner Formel $v = \frac{d}{D}$ ordnete SNELLEN die ihm zugänglichen Druckschriften. Zuerst wurde die Höhe der Buchstaben gemessen und hieraus die Distanz D berechnet, in welcher sie dem Auge unter einem Winkel von 5 Minuten erscheinen. Die Schriftgattung, welche SNELLEN für den deutschen Text (romanisch) für D = 0,8 und 1,0 verwendete, stand ihm für grössere Grade nicht mehr in gleicher Art zur Verfügung, oder aber die nächstfolgende Letterngrösse zeigte eine so bedeutende Höhendifferenz, dass sie zu sehr aus der gewünschten Reihenfolge abgewichen wäre; er wählte deshalb unter andern Schriftarten und fand für D = 1,25, 1,5 und 1,75 ähnliche Alphabete, mit nur wenig veränderten Massverhältnissen. Dasselbe wiederholt sich nach D = 1,75, nur ist der Unterschied zwischen diesem und den folgenden Graden, welch letztere ein und derselben Schriftart entnommen sind, noch mehr in die Augen springend (vergl. Tafel XI).

Wie sehr SNELLEN von den vorhandenen Druckschriften abhängig war, zeigt der Umstand, dass er für den deutschen Text in romanischer Schrift 10 Grössenabstufungen aufführt, für den deutschen Text in gothischer Schrift aber deren 12 und dass die einander entprechenden Gruppen gothisch und romanisch ganz verschiedene Buchstabenhöhen aufweisen. Die Werte D für den deutschen Text romanisch und gothisch, sowie die der korrespondierenden Buchstabenhöhen sind, einander gegenübergestellt, folgende:

Romanisch		*Gothisch*	
D =	Höhe des n	D =	Höhe des n
0,5	0,7 mm	0,5	0,7 mm
0,6	0,9 »	0,6	1,0 »
0,8	1,2 »	0,8	1,2 »
1,0	1,3 »	1,0	1,5 »
1,25	1,5 »	1,1	1,7 »
1,5	1,9 »	1,3	2,0 »
1,75	2,4 »	1,6	2,5 »
2,25	2,9 »	2,0	3,0 »
3,0	4,0 »	2,5	3,7 »

	Romanisch		*Gothisch*
D =	Höhe des n	D =	Höhe des n
4,0	5,6 mm	3,2	4,7 mm
		4,2	6,5 »
		5,2	9,1 »

Einzig die Werte $D = 0{,}5$ und $D = 0{,}8$ zeigen auf beiden Seiten gleiche Masse, alle andern Werte sind verschieden.

Es ist wohl kaum anzunehmen, dass SNELLEN deshalb die Werte für D angeführt habe, um etwa damit zu sagen, dass die zugehörigen Zeilengruppen in den verzeichneten Distanzen das Mass für Visus 1,0 darstellen sollten, was man ja eigentlich aus der SNELLENschen Formel ableiten müsste. Der Versuch zeigt ohne weiteres, dass z. B. $D = 1{,}75$ (romanisch) in einer Distanz von 1,75 m leichter zu lesen ist, als $D = 0{,}8$ in 80 cm, obschon nach den theoretischen Voraussetzungen die Lesbarkeit für beide Gruppen gleich sein sollte. Der Grund liegt eben darin, dass SNELLEN für die Gruppe $D = 1{,}75$ eine ganz andere (fettere) Schriftart verwendete, als für $D = 0{,}8$.

Die Resultate der vergleichenden Messungen an den Leseproben von JAEGER, SNELLEN und denjenigen der Universitäts-Augenklinik Bern sind in den Tabellen, Seite 61—65, zusammengestellt. Die grossen Schriftgrade wurden auf dem Papier mit Lupe und $\frac{1}{2}$ Millimeterteilung gemessen, wobei Zehntelmillimeter gut geschätzt werden konnten. Die Masse der kleineren Schriften unter 2 mm Buchstabenhöhe wurden unter dem Mikroskop mittels Okularmikrometer festgestellt, wobei Unterschiede bis $\frac{1}{80}$ mm direkt abgelesen werden konnten. Um vergleichbare Masse zu gewinnen, wurden nur die Grössenverhältnisse des Buchstaben n berücksichtigt. Bei den kleineren Schriftgraden wurde an mindestens 5 verschiedenen n gemessen und das arithmetische Mittel genommen, da — wie aus den Reproduktionen weiter unten ersichtlich — die Formen innerhalb ein und derselben Gruppe stark variieren.

Die Messungen stellten fest:

1. Die Gesamthöhe des Buchstabens vom untern bis zum obern Ende des ersten Grundstriches.

2. Die Breite des ersten und des zweiten Grundstriches in halber Höhe gemessen. Allfällige Unterschiede zwischen 1. und 2. Grundstrichbreite sind so minime, dass in den Tabellen nur ein Wert, der für beide Striche gilt, aufgeführt ist.

3. Die Gesamtbreite des Buchstabens auf halber Höhe gemessen.

Die mit dem Mikroskop gefundenen Zahlenwerte hätten leicht bis in die dritte Dezimalstelle angegeben werden können, ich begnügte mich jedoch mit der logisch auf- oder abgerundeten zweiten Dezimalstelle.

Die absoluten Zahlen sprechen wenig, die Resultate werden erst anschaulich, wenn die Verhältniswerte berechnet werden. Nach Optotypforderung soll sich die Strichdicke zur Höhe verhalten wie 1:5 und zur Breite ebenfalls wie 1:5. Es wurde aber oben gezeigt, dass es nicht im Interesse der Lesbarkeit liegt, wenn die Breite gleich der Höhe ist, so dass für den Buchstaben n ein Verhältnis der Breite zur Höhe von 1:1,2 dem Verhältnis 1:1 vorzuziehen ist.

In allen Tabellen enthält Kolonne 4 die Verhältniswerte der Strichdicke zur Höhe, Kolonne 7 die Verhältniswerte der Strichdicke zur Buchstabenbreite (beide Kolonnen in fetten Zahlen). Für letzteren Wert darf eine Proportion von 1:4, aus den oben angeführten Gründen, als richtiger Mittelwert angesehen werden. In der letzten Kolonne ist aus der jeweils gemessenen Höhe das zugehörige D der SNELLENschen Formel $v = \frac{d}{D}$ berechnet worden, wobei die Zahlen auf 5 oder 10 cm auf- oder abgerundet wurden. Bei den Leseproben von SNELLEN und JAEGER haben die so gefundenen Werte für D untergeordnete Bedeutung, weil die verschiedenartigen Schriftarten optisch so heterogene Elemente darstellen, dass sie gar nicht auf einen einheitlichen Vergleichswert gebracht werden können.

Im Gegensatz zu den Leseproben von SNELLEN und JAEGER zeigen die Leseproben der Universitäts-Augenklinik Bern für alle Verhältniswerte eine bemerkenswerte geringe Variabilität, was besonders in der graphischen Darstellung der Tafeln III—VI zum Ausdruck kommt. Die auffallende Konstanz der Werte konnte nur dadurch erreicht werden, dass für sämtliche Grössenabstufungen nur eine einzige Schriftgrösse als Vorlage diente, nach welcher alle übrigen Grössen auf photographischem Wege erzeugt wurden. Die noch vorhandenen geringen Abweichungen der Grössenverhältnisse, besonders bei den höchsten Visuswerten, werden im vierten Abschnitt erklärt.

Leseproben von Jaeger.

Buchstabe n.   **Gothisch.**

No.	Höhe in mm	Strichdicke mm	Verhältnis zur Höhe	Breite mm	Verhältnis zur Höhe	Strichdicke zur Breite	Für die Höhe ist D = m
1	0,6	0,15	1 : 4,0	0,42	1 : 1,4	1 : 2,8	0,4
2	0,8	0,17	1 : 4,7	0,5	1 : 1,6	1 : 2,9	0,55
3	1,1	0,22	1 : 5,0	0,68	1 : 1,6	1 : 3,0	0,8
4	1,3	0,23	1 : 5,6	0,8	1 : 1,6	1 : 3,4	0,9
5	1,4	0,23	1 : 6,0	0,87	1 : 1,6	1 : 3,7	1,0
6	1,5	0,25	1 : 6,0	0,92	1 : 1,6	1 : 3,6	1,0
7	1,8	0,25	1 : 7,2	0,9	1 : 2,0	1 : 3,6	1,2
8	2,0	0,31	1 : 6,4	1,1	1 : 1,8	1 : 3,5	1,4
9	2,3	0,37	1 : 6,1	1,2	1 : 1,9	1 : 3,2	1,5
10	2,5	0,42	1 : 5,9	1,3	1 : 1,9	1 : 3,0	1,7
11	2,7	0,55	1 : 4,9	1,6	1 : 1,6	1 : 2,9	1,8
12	3,2	0,6	1 : 5,3	1,9	1 : 1,6	1 : 3,1	2,2
13	3,7	0,7	1 : 5,3	2,0	1 : 1,8	1 : 2,8	2,5
14	4,7	0,8	1 : 5,8	2,5	1 : 1,8	1 : 3,1	3,2
15	6,5	1,1	1 : 5,9	3,3	1 : 1,9	1 : 3,0	4,5
16	8,3	1,6	1 : 5,2	4,5	1 : 1,8	1 : 2,8	5,7
17	11,0	2,3	1 : 4,7	6,0	1 : 1,8	1 : 2,6	7,7
18	14,0	2,7	1 : 5,1	7,7	1 : 1,8	1 : 2,8	9,6
19	16,8	3,4	1 : 4,6	9,3	1 : 1,8	1 : 2,7	11,5
20	20,0	4,3	1 : 4,6	11,5	1 : 1,7	1 : 2,6	14,0
21	24,0	4,8	1 : 5,0	11,5	1 : 1,9	1 : 2,3	16,5
22	32,0	6,4	1 : 5,0	16,0	1 : 2,0	1 : 2,5	22,0
23	37,5	8,6	1 : 4,3	20,5	1 : 1,8	1 : 2,3	25,7
24	46,0	9,0	1 : 5,1	23,5	1 : 1,9	1 : 2,5	31,6

Leseproben von Jaeger.

Buchstabe n. **Romanisch**

No.	Höhe in mm	Strichdicke mm	Verhältnis zur Höhe	Breite mm	Verhältnis zur Höhe	Strichdicke zur Breite	Für die Höhe ist D = m
1	0,5	0,15	1 : 3,3	0,46	1 : 1,1	1 : 3,0	0,3
2	0,7	0,18	1 : 4,0	0,56	1 : 1,2	1 : 3,1	0,5
3	0,85	0,22	1 : 3,8	0,75	1 : 1,1	1 : 3,4	0,6
4	0,9	0,23	1 : 3,9	0,72	1 : 1,2	1 : 3,1	0,6
5	1,1	0,25	1 : 4,4	0,9	1 : 1,2	1 : 3,6	0,7
6	1,3	0,31	1 : 4,1	1,0	1 : 1,3	1 : 3,2	0,9
7	1,4	0,31	1 : 4,5	1,0	1 : 1,4	1 : 3,2	1,0
8	1,5	0,33	1 : 4,5	1,2	1 : 1,2	1 : 3,6	1,0
9	1,6	0,36	1 : 4,4	1,3	1 : 1,2	1 : 3,6	1,1
10	1,9	0,42	1 : 4,5	1,4	1 : 1,3	1 : 3,3	1,3
11	2,1	0,43	1 : 4,8	1,5	1 : 1,4	1 : 3,4	1,5
12	2,4	0,55	1 : 4,4	1,7	1 : 1,4	1 : 3,0	1,6
13	2,8	0,7	1 : 4,0	2,0	1 : 1,4	1 : 2,8	1,9
14	3,5	0,8	1 : 4,3	2,6	1 : 1,3	1 : 3,2	2,4
15	4,4	1,1	1 : 4,0	3,3	1 : 1,3	1 : 3,0	3,0
16	5,0	1,4	1 : 3,5	4,2	1 : 1,1	1 : 3,0	3,4
17	6,7	2,2	1 : 3,0	6,0	1 : 1,1	1 : 2,7	4,6
18	8,6	2,8	1 : 3,0	7,9	1 : 1,1	1 : 2,6	5,9
19	12,9	4,5	1 : 2,7	10,3	1 : 1,2	1 : 2,2	8,8
20	18,0	6,3	1 : 2,8	14,6	1 : 1,2	1 : 2,3	12,4
21	21,6	6,5	1 : 3,3	15,3	1 : 1,4	1 : 2,3	14,8
22	27,3	9,3	1 : 2,9	20,8	1 : 1,3	1 : 2,2	18,8
23	33,2	11,2	1 : 2,9	26,0	1 : 1,2	1 : 2,3	22,8
24	43,5	16,0	1 : 2,7	35,0	1 : 1,2	1 : 2,1	29,9

Leseproben von Snellen.

Buchstabe n.

D = m	Höhe mm	Strichdicke mm	Verhältnis z. Höhe	Breite mm	Verhältnis z. Höhe	Verhältnis z. Strichdicke	Für die Höhe ist D = m
Gothisch							
0,5	0,7	0,15	1 : 5,0	0,55	1 : 1,3	1 : 3,6	0,5
0,6	1,0	0,15	1 : 7,3	0,65	1 : 1,5	1 : 4,3	0,7
0,8	1,2	0,17	1 : 7,0	0,75	1 : 1,6	1 : 4,4	0,8
1,0	1,5	0,2	1 : 7,5	0,85	1 : 1,7	1 : 4,2	1,0
1,1	1,7	0,22	1 : 7,6	0,95	1 : 1,7	1 : 4,3	1,2
1,3	2,0	0,52	1 : 3,8	1,3	1 : 1,5	1 : 2,5	1,4
1,6	2,5	0,55	1 : 4,5	1,45	1 : 1,7	1 : 2,6	1,7
2,0	3,0	0,62	1 : 4,8	1,6	1 : 1,8	1 : 2,5	2,0
2,5	3,7	0,67	1 : 5,5	1,8	1 : 2,0	1 : 2,6	2,5
3,2	4,7	1,1	1 : 4,2	2,9	1 : 1,6	1 : 2,7	3,2
4,2	6,5	1,3	1 : 5,0	3,4	1 : 1,8	1 : 2,6	4,5
5,2	9,1	1,7	1 : 5,3	4,4	1 : 2,0	1 : 2,5	6,2
Romanisch							
0,5	0,7	0,2	1 : 3,5	0,6	1 : 1,1	1 : 3,0	0,5
0,6	0,9	0,22	1 : 4,3	0,75	1 : 1,2	1 : 3,4	0,6
0,8	1,2	0,22	1 : 5,4	0,85	1 : 1,4	1 : 3,8	0,8
1,0	1,3	0,22	1 : 6,1	1,0	1 : 1,3	1 : 4,5	0,9
1,25	1,5	0,32	1 : 4,6	1,25	1 : 1,2	1 : 3,9	1,0
1,5	1,9	0,42	1 : 4,6	1,6	1 : 1,1	1 : 3,8	1,3
1,75	2,4	0,62	1 : 3,5	2,1	1 : 1,1	1 : 3,3	1,6
2,25	2,9	1,0	1 : 2,9	2,8	1 : 1,0	1 : 2,8	2,0
3,0	4,0	1,3	1 : 2,9	3,9	1 : 1,0	1 : 3,0	2,7
4,0	5,6	2,2	1 : 2,5	5,5	1 : 1,0	1 : 2,8	3,8

Leseproben der Universitäts-Augenklinik Bern.

Buchstabe n. **Visustabellen.**
30 cm Lesedistanz.

Visus	Höhe in mm	Strichdicke mm	Verhältnis zur Höhe	Breite mm	Verhältnis zur Höhe	Verhältnis z. Strichdicke	Für die Höhe ist D = m
Gothisch							
0,1	4,5	0,9	1 : 5,0	3,0	1 : 1,5	1 : 3,3	3,1
0,2	2,2	0,45	1 : 4,8	1,5	1 : 1,46	1 : 3,3	1,5
0,3	1,4	0,27	1 : 5,1	0,95	1 : 1,4	1 : 3,5	1,0
0,4	1,06	0,21	1 : 5,0	0,71	1 : 1,4	1 : 3,3	0,7
0,5	0,87	0,18	1 : 4,8	0,58	1 : 1,5	1 : 3,2	0,6
0,6	0,7	0,13	1 : 5,3	0,48	1 : 1,5	1 : 3,4	0,5
0,7	0,58	0,11	1 : 5,2	0,38	1 : 1,5	1 : 3,4	0,4
0,8	0,52	0,1	1 : 5,2	0,33	1 : 1,5	1 : 3,3	0,35
0,9	0,45	0,09	1 : 5,0	0,31	1 : 1,4	1 : 3,4	0,3
1,0	0,41	0,075	1 : 5,4	0,27	1 : 1,5	1 : 3,5	0,28
1,25	0,35	0,065	1 : 5,3	0,22	1 : 1,5	1 : 3,3	0,24
1,5	0,28	0,06	1 : 4,6	0,2	1 : 1,4	1 : 3,3	0,16
Romanisch							
0,1	4,5	1,0	1 : 4,5	3,75	1 : 1,2	1 : 3,75	3,1
0,2	2,2	0,45	1 : 4,8	1,8	1 : 1,2	1 : 4,0	1,5
0,3	1,45	0,31	1 : 4,6	1,25	1 : 1,2	1 : 4,0	1,0
0,4	1,1	0,25	1 : 4,4	0,94	1 : 1,2	1 : 3,7	0,7
0,5	0,9	0,2	1 : 4,5	0,75	1 : 1,2	1 : 3,7	0,6
0,6	0,73	0,16	1 : 4,5	0,6	1 : 1,2	1 : 3,7	0,5
0,7	0,62	0,13	1 : 4,7	0,5	1 : 1,2	1 : 3,8	0,4
0,8	0,56	0,12	1 : 4,6	0,45	1 : 1,2	1 : 3,7	0,38
0,9	0,52	0,1	1 : 5,0	0,4	1 : 1,2	1 : 4,0	0,35
1,0	0,43	0,085	1 : 5,0	0,34	1 : 1,2	1 : 4,0	0,3
1,25	0,35	0,075	1 : 4,6	0,3	1 : 1,1	1 : 4,0	0,25
1,5	0,3	0,07	1 : 4,2	0,26	1 : 1,1	1 : 3,7	0,2

Leseproben der Universitäts-Augenklinik Bern.

Buchstabe n. **Distanztabellen.**

D = cm	Höhe in mm	Strichdicke mm	Verhältnis zur Höhe	Breite mm	Verhältnis zur Höhe	Verhältnis z. Strichdicke	Für die Höhe ist D = cm
Gothisch							
30	0,42	0,075	1 : **5,5**	0,26	1 : 1,6	1 : **3,4**	30
40	0,55	0,1	1 : **5,5**	0,35	1 : 1,5	1 : **3,5**	40
50	0,7	0,13	1 : **5,4**	0,45	1 : 1,5	1 : **3,4**	50
60	0,85	0,16	1 : **5,3**	0,56	1 : 1,5	1 : **3,5**	60
70	1,0	0,19	1 : **5,2**	0,67	1 : 1,4	1 : **3,5**	70
80	1,2	0,22	1 : **5,4**	0,75	1 : 1,6	1 : **3,4**	80
90	1,35	0,24	1 : **5,4**	0,85	1 : 1,5	1 : **3,5**	90
100	1,5.	0,27	1 : **5,5**	0,9	1 : 1,6	1 : **3,3**	100
150	2,25	0,45	1 : **5,0**	1,55	1 : 1,4	1 : **3,4**	150
200	3,0	0,55	1 : **5,4**	1,9	1 : 1,6	1 : **3,4**	200
250	3,65	0,7	1 : **5,2**	2,5	1 : 1,4	1 : **3,5**	250
300	4,45	0,9	1 : **5,0**	3,0	1 : 1,5	1 : **3,3**	300
350.	5,2	1,05	1 · **5,0**	3,5	1 : 1,4	1 : **3,3**	350
Romanisch							
30	0,43	0,08	1 : **5,3**	0,33	1 : 1,3	1 : **4,1**	30
40	0,6	0,13	1 : **4,6**	0,5	1 : 1,1	1 : **3,8**	40
50	0,75	0,17	1 : **4,4**	0,64	1 : 1,1	1 : **3,8**	50
60	0,87	0,18	1 : **4,8**	0,74	1 : 1,1	1 : **4,1**	60
70	1,0	0,2	1 : **5,0**	0,81	1 : 1,1	1 : **4,0**	70
80	1,15	0,25	1 : **4,6**	0,9	1 : 1,2	1 : **3,6**	80
90	1,3	0,26	1 : **5,0**	1,05	1 : 1,2	1 : **4,0**	90
100	1,45	0,31	1 : **4,5**	1,25	1 : 1,1	1 : **4,0**	100
150	2,25	0,48	1 : **4,7**	2,0	1 : 1,1	1 : **4,1**	150
200	3,0	0,6	1 : **5,0**	2,5	1 : 1,2	1 : **4,1**	200
250	3,6	0,8	1 : **4,5**	3,2	1 : 1,1	1 : **4,0**	250
300	4,45	1,0	1 : **4,5**	3,8	1 : 1,1	1 : **3,8**	300
350	5,2	1,15	1 : **4,5**	4,5	1 : 1,1	1 : **3,9**	350

Da nur ein aufmerksames Durchgehen der Tabellen die auffallenden Missverhältnisse im Massystem der besprochenen Leseproben verständlich machen kann, habe ich zur Erleichterung die gefundenen Verhältniswerte aus den Kolonnen 4 und 7 auf den Tafeln III bis VI graphisch zur Anschauung gebracht. Die Proportionen sind dabei auf Dezimalen umgerechnet worden, so dass die Ordinate jeder Tafel, die in Hundert geteilte Höhe des Buchstabens (bezw. Breite auf den Tafeln V und VI), und die Höhe je eines Punktes die Strichdicke des Buchstabens, im Verhältnis zu Hundert veranschaulicht. Für romanische Druckschrift liegt für das Verhältnis »Strichdicke zur Höhe«, der günstigste Wert auf Linie 20; für das Verhältnis »Strichdicke zur Breite« auf der Linie 25.

Die Kurven beginnen links, jeweilen mit der kleinsten Zeilengruppe und enthalten so viel Punkte, als in der betr. Leseprobe Grössenabstufungen vorhanden sind. Die Tafeln decken sich inhaltlich mit den Tabellen Seite 61—65, sie erleichtern jedoch einen direkten Vergleich der Strichproportionen untereinander.

Für die Entstehung der Missverhältnisse in der Darstellungsart so weit verbreiteter Leseproben darf zum Teil das willkürliche und unpraktische Massystem in der typographischen Technik verantwortlich gemacht werden. Als erster hat NICATI[1]) im Vorwort zu seinen Leseproben das typographische Massystem erwähnt: »Typométrie ou mesure des caractères d'imprimerie« und für die Massangaben seiner Tafeln auch teilweise beibehalten. Für das Verständnis des Nachfolgenden ist es nötig, auf das typographische Massystem etwas einzugehen.

Jedermann weiss, dass es grosse und kleine Druckschriften gibt, und will er deren Grösse — oder besser gesagt Höhe — feststellen, so misst er einen gedruckten Buchstaben mit dem Millimetermass von seinem unteren bis zu seinem oberen Ende. Auch der Buchdrucker unterscheidet nach grossen und nach kleinen »Schriften«, aber merkwürdigerweise misst er sie ganz anders; erstens nicht nach dem metrischen System und zweitens nicht nach dem gedruckten Buchstaben.

Der metallene Buchstabe besteht aus einem Sockel (Korpus), dessen obere Fläche die Prägung des Buchstabenbildes trägt (Fig. 5).

---

[1]) NICATI: Echelles visuelles et leurs applications à la typométrie l'oxyopimétrie et la photométrie. Paris 1900.

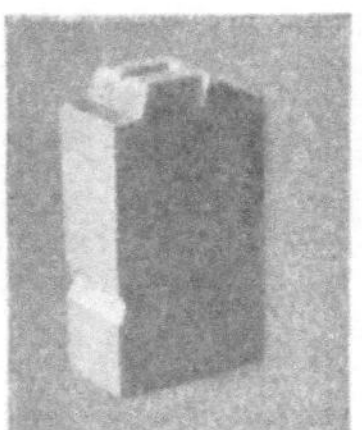

Fig. 5.

Der Querschnitt des Sockels ist rechteckig; die Breite des Rechteckes variiert mit der Breite des Buchstabens (i schmal, m breit), die Länge des Querschnittes aber ist für eine gegebene Schriftart für jeden Buchstaben und für alle satztechnischen Einzelstücke genau gleich. Nur diese Grösse, d. h. die Länge des Sockelquerschnittes ist typographisch von Bedeutung, sie wird nach „Punkten" gemessen.

Der Schriftsetzer reiht Letter an Letter, um ein Wort zu bilden, für jeden Buchstaben und für jedes Interpunktionszeichen ist eine metallene Letter vorhanden. Zwischen die Wörter stellt er ebenfalls Lettern, die sich aber auf dem Papier nicht abdrucken, da sie niedriger sind als die Buchstabenlettern; sie dienen dazu, Zwischenräume zu bilden und Zeilen, welche nur wenige Wörter enthalten, bis zum Rande auszufüllen. So kommt es, dass jede Zeile, die der Schriftsetzer zusammengesetzt hat, genau die gleiche Länge aufweist. Zeile für Zeile übereinandergereiht, ergibt das, was der Schriftsetzer als »Satz« bezeichnet und woraus er die einzelnen Textseiten, z. B. eines Buches bildet. Jeder »Satz« ist ganz im typographischen Massystem aufgebaut; die Einheit dieses Systems ist der »Punkt« = 0,375 Millimeter (abgerundet).

Das auf dem Metallkegel ruhende Buchstabenbild wird bei den typographischen Massangaben gar nicht berücksichtigt. Der Schriftsetzer, der schon nach dem Gefühl sagen kann, wie viel »Punkt« der Kegelquerschnitt eines Buchstabens, den er in den Fingern hält, in der Länge misst, wird nicht in der Lage sein, die Höhe des Buchstabenbildes in »Punkten« anzugeben. Zur Illustration des Gesagten sind in Fig. 6 mehrere Buchstaben n so angebildet, wie die betr. Lettern von oben gesehen, sich zeigen. Bei allen diesen Lettern ist die Kegellänge genau gleich (in der Abbildung ist die Länge des Kegelquerschnittes die Höhe des

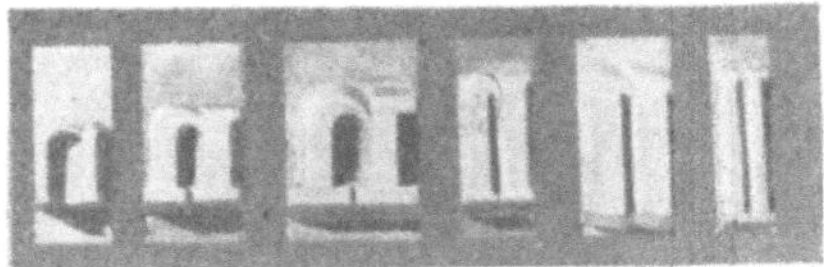

Fig. 6.

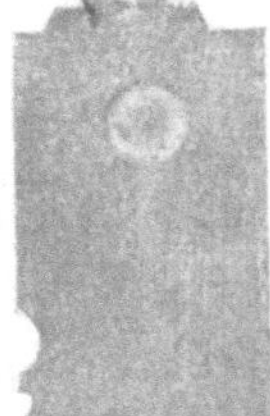

Fig. 7.

Kegel von der Seite.

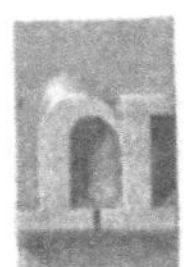

Fig. 8.

Kegel von oben.

Fig. 9.

Kegel von vorne.

metallenen Sockels), die Höhe des eigentlichen Buchstabenbildes aber von Fall zu Fall verschieden. Daraus ergibt sich ohne weiteres, dass aus der Grösse des Kegelquerschnittes kein Schluss auf die Grösse des Buchstabenbildes gezogen werden darf und dass bei zu- oder abnehmender Länge des Querschnittes nicht unbedingt auch die Höhe des gedruckten Buchstabens entsprechend zu- oder abnehmen muss. In sinnfälliger Weise wird das Gesagte durch die Satzproben 1—14 auf Seite 34—35 illustriert, wo für jede Schriftart die Buchstabenhöhe variiert, obschon die Kegelquerschnitte sämtlicher Buchstaben genau die gleiche Länge haben und somit nach dem typographischen Massystem gleich viel messen.

Es wäre demnach vollkommen unrichtig, auf Grundlage der typographischen Massangaben, die Berechnungen für Sehproben aufzubauen. Wir dürfen uns zu diesem Zweck einzig und allein an den auf Papier gedruckten Buchstaben halten und müssen alles typographische Beiwerk unbedingt ignorieren.

Wie schon eingangs erwähnt, werden nach einem Entwurf der Schriftart die Giessformen der Buchstaben in Metall geschnitten und zwar muss für jede Grössenstufe das ganze Alphabet besonders gestochen werden. Es ist deshalb technisch unmöglich, jedes Alphabet in allen Massverhältnissen absolut genau so herzustellen, wie ein vorhergehendes grösseres oder kleineres Alphabet. NICATI (l. c.), dem das hervorragende Letternmaterial der Schriftgiesserei Deberny & Co. in Paris zur Verfügung stand, hat auf mehreren Tafeln alle Grössenabstufungen einer bestimmten Schriftart dargestellt. Auf seiner Tafel X, welche 10 verschiedene Grössen gruppenweise aufführt, heissen die beigedruckten Buchstabenhöhen in Millimetern: 0,5 0,6 0,8 1,0 1,2 1,4 1,6 1,8 2,0 2,4[1]). Diese Reihe ist keine regelmässige Zahlenfolge. So vollkommen die dort verwendeten Lettern auch ausgeführt sind, zeigen doch die Gruppen der kleinen Buchstaben deutliche Formunterschiede gegenüber den grossen Buchstaben. Werden für Leseproben einfach die in den Schriftgiessereien hergestellten Grössenabstufungen einer gewissen Schriftart verwendet, so muss man von Anfang an mit der Tatsache rechnen, dass die Massverhältnisse der Buchstaben von Grösse zu Grösse wechseln werden, dass also die Gruppe der kleinsten Buchstaben nicht ein verkleinertes Abbild der grössten Buchstaben ist, wie es eigentlich der Fall sein sollte. Greifen wir aber eine einzige Grössenstufe heraus, so können wir konstatieren, dass z. B. alle Buchstaben a innerhalb dieser Schriftgrösse einander absolut gleich sind, da sie alle aus der gleichen Giessform hervorgegangen sind; dasselbe gilt von allen übrigen Buchstaben des Alphabets. Die Exaktheit der Linienführung ist für den Schriftgiesser um so leichter zu erreichen, je grösser das Buchstabenbild graviert werden muss, so dass wir in einem Alphabet grosser Buchstaben bessere Massverhältnisse vorfinden, als bei kleinen Buchstaben.

Die einzige Möglichkeit, nach einer ausgewählten Schriftart mit Bestimmtheit die vorher berechneten, abgestuften Buchstabenhöhen zu erhalten, sehe ich darin, den bisher begangenen Weg zu verlassen, d. h. sich nicht mehr an die von den Schriftgiessereien geschaffenen Grössenstufen zu halten, und selbst diejenigen Buchstabenhöhen herzustellen, welche die richtige Gradation der Messobjekte in den Leseproben abgeben. Dies wird erreicht, indem aus dem stets gleich bleibenden (möglichst gross gewählten) Letternalphabet die Textzeilen als Vorlagen für jede Grössenstufe besonders gesetzt und gedruckt und diese Zeilen auf photographischem Wege auf die berechneten Masse reproduziert werden. Das erhaltene Photogramm wird durch chemigraphische Prozeduren (vide IV. Abschnitt) auf Metall übertragen und diese Ätzung beim

---

[1]) Diese Angaben sind ungenau, die wirklichen Buchstabenhöhen für n betragen, auf dem Papier gemessen: 0,7 0,8 1,1 1,2 1,3 1,5 1,7 1,9 2,0 2,2 mm.

Druck der Leseproben verwendet. Nach dieser Methode wurden die Leseproben der Universitäts-Augenklinik Bern hergestellt. Einzelheiten der Technik und der damit verbundenen Fehlerquellen sind, wieder im Vergleich mit den Fehlerquellen der gewöhnlichen Druckmethode, im IV. Abschnitt besprochen.

Reproduziert man umgekehrt alle Grössenstufen einer Leseprobe auf eine einzige Buchstabenhöhe, so sollen nach unserem Postulat alle Buchstaben wieder so beschaffen sein, als wären sie ein und demselben Alphabet entnommen. Mit dieser Methode lässt sich wie mit keiner andern vor Augen führen, worin die Unterschiede in den Massverhältnissen unrichtig zusammengestellter Leseproben bestehen.

Die folgenden Tafeln Nr. VII—XIV führen diese Unterschiede vor Augen. Um die Vergleichsbilder zu erhallen, wurde jede Zeilengruppe der Leseproben von JAEGER, SNELLEN und der unsrigen photographisch derart vergrössert oder verkleinert, dass durchwegs Photogramme von gleicher Buchstabenhöhe resultierten. Da es ziemliche Schwierigkeiten bietet, diese Grösse in jedem Falle genau zu erreichen, besonders wo die Vergrösserung der kleinsten Schriftgrade technisch nicht sehr einfach ist, weichen die erzielten Buchstabenhöhen manchmal eine Kleinigkeit ab, was jedoch bedeutungslos ist. Ich wollte mit diesen Tafeln einfach die Möglichkeit schaffen, alle vorkommenden Schriftarten miteinander direkt vergleichen zu können, was eben in deren Originalgrössen ohne Mühe gar nicht möglich ist.

Sind einmal alle Buchstaben auf eine einheitliche Höhe gebracht, dann sind die Unterschiede in der Strichdicke, in der Linienführung, in der Breite der Zwischenräume etc. ohne weiteres sichtbar und auffallend. Gleichzeitig zeigen uns aber die Vergrösserungen der kleinen Schriftgrade schonungslos die zahlreichen technischen Fehler und Mängel, die uns beim Betrachten mit blossem Auge gar nicht offenbar werden. Es leuchtet aber auch ohne weiteres ein, dass Druckproben, deren technische Ausführung derartige Mängel aufweisen, ganz abgesehen von etwaigen Konstruktionsfehlern, für Sehprüfungen nicht ernsthaft in Frage kommen können. Vergleicht man die kleinsten Schriftgrade der Proben von JAEGER und SNELLEN mit den kleinsten Graden der Berner Leseproben, so muss sich ein Unterschied zugunsten der letzteren umsomehr aufdrängen, als die kleinsten Grade unserer Leseproben im Original nur etwa halb so gross sind, als die damit verglichenen, und infolgedessen einer guten Wiedergabe ungleich grössere Schwierigkeiten entgegenstellen.

Der Hauptunterschied zwischen den Tafeln VII—XII und der Tafel XIII—XVI liegt in dem Umstand, dass bei ersteren die Zeilengruppen aus ganz verschiedenartigen Druckschriften zusammengesetzt sind, während die Buchstaben der letzteren aus einem einheitlichen Alphabet entnommen zu sein scheinen.

Damit ist der Beweis erbracht, dass es möglich ist, unser Postulat II: »Für sämtliche Grössenabstufungen soll die gleiche Schriftart verwendet werden« tatsächlich durchzuführen.

III. Abschnitt.

»In einer Lesedistanz von 30 cm soll die Höhe der kleinen Buchstaben (Minuskeln) von Gruppe zu Gruppe so zu- oder abnehmen, dass sich daraus Visuswerte von 0,1 bis 1,0 in arithmetischer Progression ergeben. Ausserdem ist je eine Gruppe für die Visuswerte 1,25 und 1,5 beizufügen.«

Dieser und der folgende Abschnitt führen die Untersuchungen auf rein rechnerisches bezw. technisches Gebiet. Die bisherigen Darlegungen waren allein der Bestimmung einer für Leseproben geeigneten Druckschrift gewidmet, der zweite Teil der Aufgabe — und ich möchte fast sagen, der schwierigere — beginnt erst jetzt, wo es sich darum handelt, das Gefundene in die gewünschte Form zu bringen.

Die geometrische Progression der Figurengrösse auf Optotypietafeln ist zugunsten einer arithmetischen Progression der Visuswerte aufgegeben worden, was auch für Leseproben durchzuführen ist, sobald wir imstande sind, die Höhe der Buchstaben willkürlich zu bestimmen. Es ist bisher noch nie ernstlich der Versuch gemacht worden, sich bei der Herstellung von Leseproben von den verschiedenen Buchstabengrössen, wie sie aus den Giessereien hervorgehen, loszusagen, während man für die Fernsehproben die

Optotypen längst in vorher berechneten und gewollten Massen gezeichnet hat.

Nachdem wir eine Druckschrift gefunden haben, die sich sehr wohl zu Sehschärfeprüfungen in der Nähe verwenden lässt, bleibt noch die Aufgabe zu lösen, die aus der Druckschrift herzustellenden Grössenabstufungen so wiederzugeben, dass die aufeinanderfolgenden Gruppen als graphischer Ausdruck einer arithmetischen Reihe von Visuswerten aufzufassen sind.

Den Abstufungen der Normal-Optotypen analog, sollen auch in Leseproben die Buchstabenhöhen der einzelnen Zeilengruppen nach bestimmten Voraussetzungen grösser oder kleiner dargestellt werden und zwar in dem Sinne, dass jede Gruppe in einer gegebenen Distanz als Mass für einen bestimmten Visuswert angesprochen werden kann. Vor allen Dingen ist deshalb die Reihe der gewünschten Visuswerte festzulegen und hernach die zugehörigen Buchstabenhöhen zu berechnen.

Als Leseabstand, d. h. als Faktor d der Formel $v = \frac{d}{D}$, ist die Distanz von 30 cm wohl die günstigste. Diese Enfernung entspricht der im praktischen Leben am meisten vorkommenden Arbeitsdistanz, speziell beim Lesen und Schreiben. Näher heranzugehen, empfiehlt sich wegen der stärkeren Beanspruchung von Akkommodation und Konvergenz nicht und ferner würden der technischen Ausführung der entsprechend kleiner ausfallenden Leseproben unüberwindliche Hindernisse entgegenstehen. Unsern Leseproben ist der Abstand von 30 cm zu grunde gelegt worden.

Als Abstufung der Visuswerte kann nur die allgemein adoptierte arithmetische Reihe der Normal-Optotypen in Frage kommen, eine andere Ausführung wäre kein Fortschritt, den schon bekannten Leseproben gegenüber. Nach dieser Progression bilden die Visuswerte folgende Reihe: 0,1 0,2 0,3 0,4 0,5 0,6 0,7 0,8 0,9 1,0. Die Normal-Optotypen führen vom Werte 1,0 an die Progression mit grösseren Intervallen weiter 1,25 1,5 1,75 2,0 usw., was auch für die Leseproben bis und mit Vis. 1,5 angenommen werden soll, speziell im Hinblick auf die Sehschärfeprüfung jugendlicher Augen und solcher Personen, deren Berufsart hohe optische Ansprüche an den Sehapparat stellt.

Es ist nun die Frage zu beantworten: wie hoch müssen die Bilder der kleinen Buchstaben sein (speziell des Standartbuchstaben n), damit sie — in 30 cm Abstand gelesen — wirklich als

Masse für die einzelnen Visuswerte der angeführten Reihe gelten können? Die Berechnung ist in genau derselben Weise durchzuführen, wie für die Bestimmung der Grösse von Normal-Optotypen, die Grösse der Originallettern spielt vorderhand dabei keine Rolle.

Die gesuchte Buchstabenhöhe (a) können wir erst finden, wenn uns die Grösse D der SNELLENschen Formel $v = \frac{d}{D}$ bekannt ist, da der Wert D für die späteren trigonometrischen Rechnungen gebraucht wird. Bekannt sind die Werte v und d, nämlich $v = 0{,}1$ bis 1,5 und $d = 30$ cm; unbekannt ist D.

$v = \frac{d}{D}$, $D = \frac{d}{v}$ hier die bekannten Werte eingesetzt ergibt:

für Vis. 0,1	und $d = 30$ cm ist	$D = 30 : 0{,}1$	$= 300{,}0$	cm
» » 0,2		$D = 30 : 0{,}2$	$= 150{,}0$	cm
» » 0,3		$D = 30 : 0{,}3$	$= 100{,}0$	cm
» » 0,4		$D = 30 : 0{,}4$	$= 75{,}0$	cm
» » 0,5		$D = 30 : 0{,}5$	$= 60{,}0$	cm
» » 0,6		$D = 30 : 0{,}6$	$= 50{,}0$	cm
» » 0,7		$D = 30 : 0{,}7$	$= 42{,}85$	cm
» » 0,8		$D = 30 : 0{,}8$	$= 37{,}5$	cm
» » 0,9		$D = 30 : 0{,}9$	$= 33{,}3$	cm
» » 1,0		$D = 30 : 1{,}0$	$= 30{,}0$	cm
» » 1,25		$D = 30 : 1{,}25$	$= 24{,}0$	cm
» » 1,5		$D = 30 : 1{,}5$	$= 20{,}0$	cm

Damit sind alle Werte der Formel $v = \frac{d}{D}$ für die vorliegende Berechnung bekannt, mit deren Hilfe kann die Grösse a, d. h. die Buchstabenhöhe gefunden werden. Die Buchstaben müssen dem Auge in jeder Stufe von D unter der Öffnung eines 5 Minutenwinkels erscheinen. Denken wir uns in nachstehender Figur 10 vom

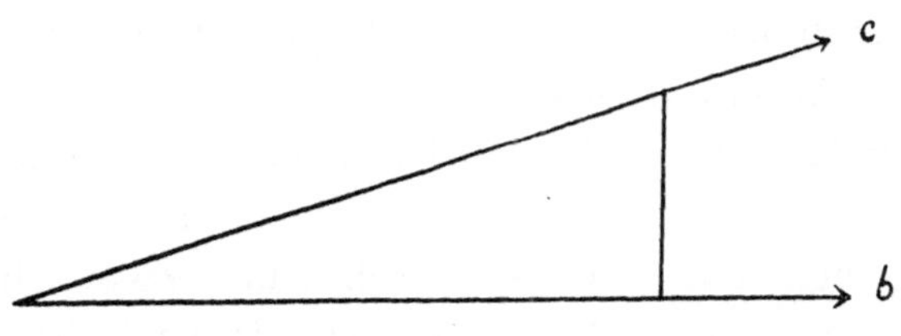

Fig. 10.

Auge ausgehend die beiden Schenkel b und c eines 5′ Winkels in den Raum hinausgehend, so vergrössert sich mit zunehmender

Entfernung vom Auge die Distanz zwischen b und c. Eine senkrechte Verbindungslinie zwischen b und c wird demnach um so länger werden, je weiter sie vom Auge entfernt ist. Denkt man sich auf dem Schenkel b die vorstehend gefundenen Werte von D von der Spitze des Winkels an gerechnet aufgetragen und in jedem Punkte eine Normale bis zum Schenkel c errichtet, dann ergibt die Länge dieser Normalen die gesuchte Buchstabenhöhe a für jeden angeführten Visuswert. Graphisch dargestellt bilden b, c und die Normale a ein rechtwinkliges Dreieck, in welchem bekannt sind: die Kathete $b = D$, der Winkel alpha $= 5'$, gesucht ist die Länge der Kathete $a = $ Buchstabenhöhe. Die Formel für a lautet: $a = b \cdot \text{tang } \alpha$. Unsere Werte eingesetzt ergibt: $a = D \cdot \text{tang } 5'$ oder $\log a = \log D + \log \text{tang } 5'$

$$
\begin{array}{llllll}
\text{für Vis } 0{,}1 & \text{ist } a = & \log 300 & + \log \text{tang } 5' & = 0{,}436 \text{ cm} \\
\text{» » } 0{,}2 & \text{» } a = & \log 150 & + \log \text{tang } 5' & = 0{,}218 \text{ cm} \\
\text{» » } 0{,}3 & \text{» } a = & \log 100 & + \log \text{tang } 5' & = 0{,}145 \text{ cm} \\
\text{» » } 0{,}4 & \text{» } a = & \log 75 & + \log \text{tang } 5' & = 0{,}109 \text{ cm} \\
\text{» » } 0{,}5 & \text{» } a = & \log 60 & + \log \text{tang } 5' & = 0{,}087 \text{ cm} \\
\text{» » } 0{,}6 & \text{» } a = & \log 50 & + \log \text{tang } 5' & = 0{,}072 \text{ cm} \\
\text{» » } 0{,}7 & \text{» } a = & \log 42{,}8 & + \log \text{tang } 5' & = 0{,}062 \text{ cm} \\
\text{» » } 0{,}8 & \text{» } a = & \log 37{,}5 & + \log \text{tang } 5' & = 0{,}054 \text{ cm} \\
\text{» » } 0{,}9 & \text{» } a = & \log 33{,}3 & + \log \text{tang } 5' & = 0{,}048 \text{ cm} \\
\text{» » } 1{,}0 & \text{» } a = & \log 30 & + \log \text{tang } 5' & = 0{,}043 \text{ cm} \\
\text{» » } 1{,}25 & \text{» } a = & \log 24 & + \log \text{tang } 5' & = 0{,}034 \text{ cm} \\
\text{» » } 1{,}5 & \text{» } a = & \log 20 & + \log \text{tang } 5' & = 0{,}029 \text{ cm}*)
\end{array}
$$

Der eigentliche Text der Leseproben ist in Zeilengruppen zu teilen und diese durch chemigraphische Reproduktion so wiederzugeben, dass ihre Buchstaben von Gruppe zu Gruppe genau den oben angegebenen Massen entsprechen. Der Arbeitsgang des Reproduktionsverfahrens ist in Kürze folgender (Einzelheiten werden im folgenden Abschnitt besprochen):

Für die 12 Visuswerte werden ebensoviele Zeilengruppen redigiert und vom Schriftsetzer in der eingangs beschriebenen, besonders geeigneten Schriftart gesetzt, und zwar alle 12 Gruppen mit den 4,8 mm hohen Originallettern. Diese Schriftsätze werden

---

*) In den 5 stelligen Logarithmen sind die Partes proport. für die bezüglichen Mantissen unberücksichtigt geblieben, da sie die Millimeterwerte erst von der dritten Dezimalstelle an beeinflussen, was praktisch wertlos ist·

sorgfältig gedruckt, wodurch die eigentlichen Vorlagen entstehen. Auf photographischem Wege wird von jeder Zeilengruppe ein reduziertes Bild erzeugt und zwar so, dass in der Reproduktion die Buchstaben die *gewollte* (berechnete) Höhe a aufweisen. Das photographische Bild wird auf eine Kupferplatte übertragen und diese einem Ätzverfahren unterworfen, so dass zum Schluss die ganze Zeilengruppe in den vorher berechneten Ausmessungen als Kupferätzung vorliegt. Diese Kupferplatte wird beim Druck der Leseproben verwendet in gleicher Weise, wie sonst die gewöhnlichen Lettern verwendet werden.

Aus rein äusserlichen Gründen ist es wünschenswert, wenn die fertigen, gedruckten Leseproben — wie dies ja allgemein üblich ist — gleiche Zeilenlängen aufweisen. Würden wir aus den 4,8 mm hohen Originalbuchstaben alle Vorlagen zu den 12 Zeilengruppen in gleicher Zeilenlänge herstellen lassen, so würden die Zeilen der Reproduktionen in dem Masse sich verkürzen, als der Grad der Verkleinerung steigt. Wünscht man aber eine einheitliche Zeilenlänge, so lautet die Frage: Wie lang muss der Schriftsetzer die Vorlagezeilen mit den Originalbuchstaben setzen, wenn nach der Reproduktion die Zeile eine bestimmte Länge d und die Buchstaben die gewünschte Höhe a haben sollen? Die Antwort geht aus folgender Proportion hervor: Die Höhe der Originalbuchstaben verhält sich zur Höhe der berechneten Buchstaben, wie die Länge der Vorlagezeilen zur Länge der reproduzierten Zeilen. Setzen wir:

$$o = \text{Höhe der Originalbuchstaben}$$
$$a = \quad » \quad » \text{ berechneten Buchstaben}$$
$$c = \text{Länge der Vorlagezeilen}$$
$$d = \quad » \quad » \text{ reproduzierten Zeile}$$

so lautet die Proportion

$$o : a = c : d \qquad\qquad \text{oder } c = \frac{od}{a}.$$

So kommt es, dass z. B. bei der Herstellung von Leseproben aus der Berner Augenklinik, die Vorlagezeilen für die Visusgruppe 1,0 nahezu einen Meter lang wurde. Die genaue Einhaltung der Masse ist für den Schriftsetzer eine schwierige Aufgabe, da er das typographische Massystem nicht zu Hilfe nehmen kann, sondern sich allein auf direkte Messungen verlassen muss.

Versuche, kleinere Buchstaben als für Visus 1,5 herzustellen, misslangen wegen technischen Schwierigkeiten. Ich halte schon die Buchstabenhöhe 0,29 mm für zu klein, da deren graphische Wiedergabe erst nach mehrfachen Proben richtig gelingt, wobei immer noch einige nicht zu umgehende Fehler mit in Kauf genommen werden müssen.

Ein Punkt von besonderer Wichtigkeit ist der relative Buchstabenabstand, der je nach seiner Grösse das fliessende Lesen fördert oder hindert. Für Leseproben ist ihm ebensoviel Beachtung zu schenken, wie den Dimensionen der Buchstabenkomponenten.

Der kleinste zulässige Seitenabstand bei Normal-Optotypen ist gleich gross, wie der Durchmesser der Optotypfigur, also die 5′ Tangente. Wird der Abstand grösser genommen, so gewinnt nicht die Erkennbarkeit der einzelnen Figur an sich, hingegen wird das Fixieren der einzelnen Figuren erleichtert, ihre richtige Deutung erfordert daher geringere Anspannung der Aufmerksamkeit. Das zeigt sich am deutlichsten an einer Optotypengruppe, die für das lesende Auge die kleinste erkennbare ist. Sind dort die Figuren auf den Abstand ihres Durchmessers zusammengerückt, dann liest sie das Auge weniger leicht, als bei beispielsweise doppeltem Abstand. Den gleichen Erfolg erzielt man beim minimalen Optotypenabstand dadurch, dass man das Auge nicht ohne Führung lesen lässt, sondern die Figuren der Reihe nach durch einen darunter gehaltenen Stock bezeichnet. Auf diese Weise ersparen wir dem Prüfling jenen Aufwand an Aufmerksamkeit, den er allein zum Auseinanderhalten der einzelnen Optotypen aufbringen muss, also dasselbe, was mit dem grossen Abstand der Figuren erreicht wird.

Im Wortgefüge dürfen die Buchstaben eine gewisse Grenze der Annäherung nicht überschreiten, ohne die Lesbarkeit zu beeinträchtigen. Die unterste Grenze ist für die hier gewählte und analysierte Schriftart gleich der Durchschnittsbreite wichtiger Buchstabenkomponenten, also ungefähr gleich dem Zwischenraum zwischen den beiden Grundstrichen des n. Würde der Abstand weniger betragen, dann müsste bei der Bestimmung des Grenzvisuswertes eine Unsicherheit im Lesen dadurch entstehen, dass im Moment, wo die Durchschnittsbreite der Buchstabenkomponente die Minutentangente misst, der Buchstabenabstand unter diesen Wert sinkt und dann nur noch erraten werden könnte. Dazu kommt noch die Wirkung der Irradiation, welchen den relativ zu kleinen Abstand noch kleiner erscheinen lässt.

Auch im entgegengesetzten Sinne darf nicht zu weit gegangen werden, doch sind es hier andere Faktoren, welche das zulässige Mass bestimmen. Die Buchstaben, welche ein Wort bilden und durch ihre gegenseitige Stellung die Aussprache bestimmen, müssen für das lesende Auge unbedingt einen gewissen Zusammenhang aufweisen, was nur dann wirklich der Fall ist, wenn sie nicht ungewöhnlich weit voneinander abstehen. Trennt man aber die Buchstaben so weit, dass deren nur einer oder zwei, in der gleichen Blickrichtung scharf gesehen werden können, dann ist der Lesende gezwungen, das Wort zu buchstabieren, er kann also nicht fliessend lesen, obwohl die Sichtbarkeit des einzelnen Schriftzeichens infolge seiner isolierten Stellung eine bessere ist. Versuche mit verschieden stark gesperrten Wörtern zeigten, dass der Buchstabenabstand gleich gross sein kann, wie die Gesamtbreite des Buchstabens n, ohne die leichte Lesbarkeit zu beeinträchtigen; bei ganz kleinen Druckschriften (unter 0,5 mm Buchstabenhöhe) darf er sogar noch grösser gewählt werden. In Wörtern, welche in solcher Weise aufgebaut sind, heben sich die einzelnen Buchstaben prägnant voneinander ab und eignen sich deshalb gut zur Verwendung in Leseproben.

Aus dem Gesagten geht hervor, dass auf die satztechnische Ausführung der Originalvorlagen für die Reproduktion die allergrösste Sorgfalt zu verwenden ist und dass vor allem die typographischen Masse niemals mit in Rechnung gezogen werden dürfen. Gelingt es, nach den Vorlagen die Reproduktionen so auszuführen, dass die Höhen der Buchstaben von Gruppe zu Gruppe genau die Masse erhalten, wie sie oben berechnet wurden, so wird damit auch die Forderung bezüglich der arithmetischen Progression der Visuswerte erfüllt.

IV. Abschnitt.

»Die technische Ausführung muss eine klare Wiedergabe des Buchstabenbildes auch bei den kleinsten Graden gewährleisten.«

Die Lithographie und der Buchdruck sind die einzigen graphischen Verfahren, welche für die Vervielfältigung feinstrichiger geometrischer Figuren in Betracht kommen, vor allem, wenn es sich darum handelt, die Originalfigur in allen Feinheiten und Dimensionen genau wiederzugeben. Andere Verfahren, speziell die Heliogravure und der Bromsilberdruck müssen deshalb ausscheiden, weil sie entweder keine absolute Schärfe oder keine getreue Wiedergabe der Dimensionen verbürgen.

So lange es sich um relativ grosse Figuren handelt, also z. B. um SNELLENsche Optotypen für 10 m Prüfungsdistanz, wo Figuren von 14 bis 145 mm Höhe vorkommen, wird ein exakter Zeichner die Dimensionen auf dem Lithographensteine ohne Schwierigkeiten genau einhalten können. Es kommen trotzdem auch hier Abweichungen von den vorgeschriebenen Massen vor, wie ich mich durch Messungen überzeugen konnte, und zwar sind dieselben auf zeichnerische Fehler und nicht auf die unvermeidlichen drucktechnischen Fehlerquellen zurückzuführen. Je grösser die Optotypfigur ist, desto leichter erträgt sie einen kleinen graphischen Fehler; bei kleinen Optotypen sind die zulässigen Fehlergrenzen jedoch ausserordentlich beschränkt.

Die Abweichungen von der Originalform kommen nun aber bei jedem Reproduktionsverfahren auch von Buchstaben vor, unsere Aufgabe war es in vorliegendem Falle, dieselben auf ein Mindestmass zu beschränken, so dass sie, wenn irgend möglich, innerhalb der zulässigen Fehlergrenzen fallen.

Welcher Art sind die Mängel der graphischen Darstellung speziell bei der Herstellung von Leseproben, und wie können dieselben behoben werden?

Im Buchdruckverfahren setzt sich der Reproduktionsvorgang vom Originalbuchstaben bis zur fertigen Leseprobe aus drei Gruppen zusammen, von denen jede ihre charakteristischen unkorrigierbaren und korrigierbaren Fehler und Mängel aufweist. Diese Gruppen sind:

1. Originallettern und Druckvorlagen. 2. Photographisches und chemigraphisches Verfahren (Reproduktion im engern Sinne). 3. Buchdruck.

1. Gruppe.

Die Konfiguration der Metallettern, wie sie aus der Giesserei hervorgehen, wurde schon im II. Abschnitt beschrieben und dabei erwähnt, dass das grössere Buchstabenbild vor dem kleineren den Vorzug der exakteren Ausführung besitzt. Wenn deshalb zum Satz der Druckvorlagen ausschliesslich grosse Buchstabenbilder, und zwar für alle Vorlagen dieselbe Grösse verwendet werden, so scheidet damit a priori jene grosse Fülle von Formdifferenzen aus, welche bei genauer Prüfung zwischen verschieden grossen Letterngraden vorhanden sind und welche sich eben bei der Fabrikation unmöglich vermeiden lassen. Was zum Satz der Druckvorlagen Verwendung findet, muss ausgesucht gutes Letternmaterial sein, frisch aus der Giesserei hervorgegangen. Allfällige schadhafte Buchstaben werden beim Probedruck der Vorlagen entdeckt und ersetzt.

Die Länge der Vorlagezeilen wird auf dem Papier und nicht am Letternsatz gemessen, weil dieser wegen seiner Unebenheit kein genaues Messen erlaubt. Als Endpunkte der zu messenden Strecke gelten der äusserste Rand links des ersten, und der äusserste Rand rechts des letzten Buchstabens. Es hat sich gezeigt, dass diese Länge bei Druckproben auf verschiedenen Papiersorten trotz unverändertem Letternsatz, infolge Dehnung oder Schrumpfung der Papiere variiert, was mich veranlasste, für alle Vorlagen ein besonders präpariertes, dickes Kreidepapier zu verwenden, bei welchem die Luftfeuchtigkeit und auch der Feuchtigkeitsgehalt der Papiermasse wenig Einfluss auf deren Ausdehnung resp. Schrumpfung haben. Der Druck auf glattes Kreidepapier gewährleistet bei sorgfältigem Verfahren eine absolut scharfe Wiedergabe des Buchstabenbildes, was für die Vorlagen von ganz besonderer Bedeutung ist. Die gedruckten Buchstaben müssen tiefschwarz sein, ohne jedoch zu viel Farbe aufzuweisen, da sonst die Begrenzung des Buchstabenbildes unscharf und schmierig ausfallen würde.

Bei dieser ersten Arbeitsetappe sind die unkorrigierbaren Fehler nur in der Dehnung des Papiers und dessen späterer

Schrumpfung zu suchen; beides lässt sich aber durch das erwähnte dicke Kreidepapier auf erträgliche Grenzen reduzieren. Bei gewöhnlichem gutem Papier betrug die Abweichung bei einer Zeilenlänge von ca. 600 mm je nach der Luftfeuchtigkeit 0,5 bis 5,0 mm, beim Kreidepapier sah ich nie mehr als 1,0 mm Differenz, was die reproduzierte Buchstabenhöhe nicht mehr beeinflusst.

2. Gruppe.

Die zweite Gruppe, bestehend im photographischen und chemigraphischen Verfahren, hat dank einer ausserordentlich hoch entwickelten Technik wenig unkorrigierbare Mängel mehr. Die photographische Wiedergabe der Vorlagen in reduziertem Masstab, stiess nur bei den höheren Visusgraden auf erhebliche Schwierigkeiten. Sobald die Breite der Buchstabenkomponente unter 0,1 mm sinkt, wird eine besonders feine Körnung der photographischen Emulsion notwendig, wie sie nur das nasse Jodsilberverfahren zu bieten vermag. Trotzdem boten die ersten eingehenden Versuche hier so ungeahnte Schwierigkeiten, dass ich fürchtete, von der Ausführung der Leseproben, wenigstens was die Visuswerte 1,0 1,25 und 1,5 betrifft, abstehen zu müssen. Eine in erster Reihe stehende chemigraphische Anstalt war nicht im stande, diese Zeilengruppe nur annähernd den gewünschten Massen entsprechend herauszubringen. Dies gelang erst dem leider inzwischen verstorbenen Chemigraphen H. B. Manissadjian. Er hat die photographische Reproduktion der kleinsten Zeilengruppen durch Verwendung von Spezialplatten, durch Filtration des Lichtes (monochromatische Abbildung) u. a. zu erreichen versucht, kam aber erst zum richtigen Resultate, als er die Druckvorlagen in Pikrinsäurelösung badete, worin das Papier die charakteristische gelbe Farbe gleichmässig aufsaugte, während die Buchstaben ihr reines Schwarz beibehielten. So gelang es, auch die kleinsten Zeilengruppen scharf und den Massen entsprechend auf die photographische Schicht zu bringen. Die günstige Wirkung der Gelbfärbung ist auf den Umstand zurückzuführen, dass dadurch die sogen. Solarisation innerhalb der Emulsion aufgehoben wird.[1]

Das auf der photographischen Platte nach den Druckvorlagen erzeugte Bild muss genau den berechneten Massen bezüglich Buchstabenhöhe entsprechen. Das kann nur dadurch erreicht werden,

---

[1] Über die physikalischen Grundlagen der Solarisation orientieren die phototechnischen Handbücher.

dass vor der eigentlichen photographischen Aufnahme das optisch erzeugte Bild auf eine planparallele Spiegelglasplatte, welche an Stelle der photographischen Platte in die Kamera eingesetzt wird, geworfen und dort mit Lupenvergrösserung nachgemessen wird. Selbst wenn die durch die Glasdicke erzeugte Parallaxe bei der Ablesung der Masse beachtet wird, gelingt es doch nicht, allein durch direkte Messung am optischen Bilde befriedigende Resultate zu erhalten, weil die Dimensionen zum Teil zu klein sind. Ich habe deshalb auf jeder Vorlage eine lange gerade Linie mit gut markierten Endpunkten angebracht und für jede Vorlage berechnet, wie lang die Linie auf der Reproduktion erscheinen muss, wenn die Buchstaben die gewünschte Höhe a haben. Da die Linie die Buchstabenhöhe gewöhnlich um das Hundertfache übertrifft, ist natürlich die Ablesung an der Spiegelglasplatte bedeutend einfacher und vor allem genauer. Nach beendigter Kontrolle wird die photographische Platte an Stelle der Glasplatte gebracht und durch Belichtung die Vorlage in richtig reduziertem Masstab darauf fixiert. Dadurch entsteht zum ersten Male im Verlauf des Reproduktionsvorganges eine Wiedergabe der Buchstabenzeilen in der endgültigen Form und Grösse. Um diese Zeilen mechanisch drucken zu können, müssen sie wieder durch Lichtkopie auf Metall übertragen und in Relief dargestellt werden; dies geschieht durch das chemigraphische Ätzverfahren.

Der Übertrag der photographischen Reproduktion vom Negativ auf polierte Kupferplatten vollzieht sich unter dem Einfluss des Lichtes, wodurch ein positives Bild auf dem zu diesem Zwecke präparierten Metall erzeugt wird. Dabei liegt das Buchstabenbild mit den Zwischenräumen und dem angrenzenden weissen Raum in ein und derselben Ebene, mit andern Worten, es besteht noch kein Relief, von welchem man Abdrücke gewinnen könnte. Das Relief wird erst in einer weiteren Prozedur hervorgerufen, nämlich durch Ätzung des Metalles.

Bringt man die präparierte Metallplatte in ein Mineralsäurebad, dann löst sich darin von der Oberfläche Kupfer auf. Alle jene Teile der Oberfläche, welche von Buchstaben bedeckt sind, bleiben infolge dieser Deckung vor der auflösenden Wirkung der Säure geschützt, die leeren Partien dagegen nicht. Je nach der Dauer der Säureeinwirkung sinkt das Niveau mehr oder weniger unter dasjenige des Buchstabenbildes, so dass das zum Druck notwendige Relief sich langsam herausbildet. Die Ätzung birgt eine bedeutungsvolle, zum Teil unkorrigierbare Fehlerquelle der zweiten Reproduktionsetappe in sich, welche besondere Erwähnung verdient.

Die nachstehende Figur 11 stellt in schematischer Weise vier Phasen der Ätzung dar:

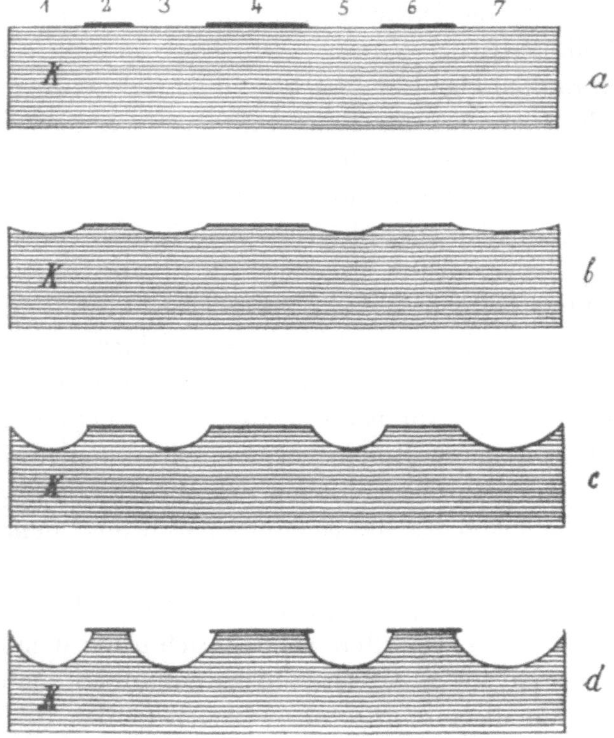

Fig. 11.

Bei a ist die Kupferplatte noch intakt und auf ihrer Oberfläche liegen als dünne bedeckende Schichten die aufkopierten Buchstaben im senkrechten Durchschnitt gedacht (2, 4, 6). Die Partien 1, 3, 5, 7 sind von jeglicher Deckschicht entblösst, hier liegt das blanke Metall zu tage.

Bei b ist die Ätzung im Gange, es bestehen schon deutliche Niveauunterschiede zwischen den Punkten 2, 4, 6 und den Punkten 1, 3, 5, 7.

Bei c ist die Ätzung tief genug fortgeschritten, die Platte ist druckfertig.

Liegt die Platte noch länger im Säurebad, so werden nicht etwa die Zwischenräume 1, 3, 5, 7 einfach vertieft, sondern die auflösende Säure findet jetzt Gelegenheit, unter der Deckschicht der Buchstabenbilder zu arbeiten, zu unterminieren und den eigentlichen Buchstabensockel anzufressen, wie bei d dargestellt. Jede Platte, die in dieses Stadium getreten ist, kann keine Verwendung mehr finden und ist zu ersetzen. Gegen das Unterminieren der Säure gibt es keine Abwehr und es ist selbstverständlich unmöglich, während der Arbeit den Moment festzulegen, wo dasselbe beginnt. Der Ätzer ist auf die Lupenkontrolle angewiesen und unterbricht den Vorgang im geeigneten Moment.

Im konkreten Falle besteht die Wirkung der zu weit gediehenen Ätzung darin, dass die Buchstabenkomponenten ihre relative Breite zugunsten der Zwischenräume verlieren, so dass die ursprünglichen Massverhältnisse vollständig gestört sind. Es ist deshalb von grösster Bedeutung, dass der Ätzprozess mit der denkbar grössten Sorgfalt durchgeführt wird. Die Schwierigkeiten wachsen mit der Kleinheit der Buchstaben, bei den kleinsten Graden ist der Einfluss der Fehlerquelle stellenweise trotz aller Vorsicht nicht zu umgehen. Wie schwierig dort die Arbeit ist, mag die Tatsache erhellen, dass erst die 16. Kupferplatte die gewünschte Exaktheit für die Gruppe Vis. 1,5 ergab, alle andern mussten weggelegt werden. Das Resultat kann auch ein negatives sein, wenn das Kupfer durch Fremdstoffe verunreinigt ist und solche Stellen bei der Ätzung herausfallen. Es handelt sich dabei natürlich nur um kleine Partikel, doch können sie störend wirken, falls sie im Buchstabenbild gelegen sind.

Angesichts der teils grossen Schwierigkeiten, welche die zweite Reproduktionsetappe kennzeichnen, ist die Frage gerechtfertigt, ob die druckfertigen Zeilen nicht auf anderem Wege gewonnen werden könnten, oder ob nicht überhaupt ein anderes Verfahren geeigneter wäre. Die Lithographie, selbst wenn sie durch phototechnischen Übertrag auf den Stein hergestellt würde, versagt für die kleinsten Grade; es könnte einzig der direkte Bromsilberdruck in Frage kommen. Bei diesem Verfahren wird das oben erwähnte Negativ nicht auf eine Metallplatte, sondern auf photographisches Bromsilberpapier kopiert, wobei die erhaltene Kopie das definitive Druckergebnis darstellt. Ich habe das Verfahren selbst geprüft und als ungeeignet befunden, weil sich nicht die gewünschte Prägnanz, speziell inbezug auf schwarz-weiss-Kontrast erzielen lässt, wie beim Buchdruck. Die Leseproben der Berner Universitäts-Augenklinik beweisen, dass im Buchdruckverfahren allen Anforderungen am besten entsprochen werden kann, allerdings nur unter einem ungewöhnlichen Aufwand an Aufmerksamkeit und Exaktheit.

Die fertig geätzten Kupferplatten sind zu dünn, um direkt in der Presse verwendet werden zu können, sie müssen einen Sockel erhalten, damit sie die Höhe der Metallettern erreichen. Gewöhnlich werden die Platten mit feinen Nägeln auf Hartholzklötzchen befestigt, hier aber geht dies nicht an, weil dabei — wenn auch nur minimale — Durchbiegungen des Metalles eintreten, was den exakten Druck beeinträchtigt. Die Platten werden deshalb auf einen Metallsockel gelötet, auf dem sie stets plan bleiben.

Die unkorrigierbare Fehlerquelle der zweiten Gruppe liegt in der Ätzung, kommt aber eigentlich nur für die kleinsten Schriftgrade in Betracht, wo die Kontrolle naturgemäss schwierig ist. Sie kann durch sorgfältige Nachprüfung der geätzten Platten und Ersatz der fehlerhaften kompensiert werden.

3. Gruppe.

Der Übertrag der in Kupfer geätzten Zeilengruppen auf Papier ist im Prinzip ein einfacher Vorgang. Unser spezieller Zweck aber stellt an die Fertigkeit und Geduld des Druckers Ansprüche, welche weit über das Mass des Gewohnten hinausgehen! Wenn schon beim Druck von gewöhnlichen Lettern kleinen Grades nicht ohne besondere Aufmerksamkeit und nicht ohne Berücksichtigung von Papiersorte und Farbe ein gutes Resultat zu erlangen ist, wird man verstehen, dass bei den ausserordentlich feinen Schriftätzungen der Visusgrade 1,0 bis 1,5 — wo die Breite der Buchstabenkomponenten 0,07—0,08 mm misst — ein nicht bis in alle Einzelheiten exakt durchgeführtes Druckverfahren alle vorher aufgewendete Mühe nutzlos machen kann. Der Druck beansprucht ebensoviel Aufmerksamkeit, wie die Ätzung.

Mit blossem Auge lassen sich die Unterschiede zwischen gutem und schlechtem Letternmaterial, sowie zwischen gutem und schlechtem Druck kleiner Schriftgrade nicht ohne Übung feststellen. Nachstehende Fig. 12 und 13 zeigen photographische Vergrösserung bezw. Verkleinerung der SNELLENschen Leseproben Gruppe D = 0,5 m und D = 4,0 m, beide auf die Buchstabenhöhe von ca. 3 mm reproduziert. Die Originalgrösse der Buchstaben der

Fig. 12.

der Herbsttag, als ein

Aussehn durch die A

ıgsam wanderte, mar

Fig. 13.

**wirklich diese Wai-
senkinder des Ruh-
mes; durch die Risse
ihrer zerlumpten Uni-**

ersten Gruppe (Fig. 12) ist 0,7 mm für n, bei der zweiten Gruppe (Fig. 13) 5,6 mm für n. Während die grossdimensionierten Buchstaben der zweiten Gruppe durchwegs unverletzt sind und gleichmässigen scharfen Druck aufweisen, findet man in der ersten Gruppe auch nicht einen einzigen intakten Buchstaben. Dies hat seinen Grund darin, dass die letztern durch häufigen Gebrauch abgenützt und deformiert worden sind, während die grossen Buchstaben der zweiten Gruppe noch wenig gebraucht waren. An der Unschärfe der kleinen Buchstaben mag auch der Umstand beitragen, dass sie auf ein Papier mit nicht besonders geglätteter Oberfläche gedruckt wurden. Die stärkere Vergrösserung (achtfach) je aus den kleinsten Zeilengruppen von SNELLEN und JAEGER in Fig. 14 a, b, c, d, zeigt noch deutlicher die dem unbewaffneten Auge nicht auffallenden Mängel und lässt es zugleich begreiflich erscheinen, weshalb solche Druckschriften relativ schwer zu lesen sind.

ı **dieselben Bäume**

a

als ein Knabe un

ı, ſtandhaft, unerbittli

b

Fig. 14.

das Verbrechen ahnde

Man läßt sich seine M

Der törichteste von alle   c

vorden. — Das Wahre if

»ntente; ils substituent

qu'ils penseraient ou ce   d

i enclin ou déréglement

Fig. 14.

Die Qualität des Papieres hat den grössten Anteil am guten oder schlechten Resultat der dritten Arbeitsgruppe. Ein für unser Tastgefühl glattes Papier erweist sich unter dem Mikroskop dennoch als ausserordentlich rauh, weil die Fasern des Papieres, selbst wenn sie durch Leimung und Satinieren verebnet wurden, dennoch reliefartig vorspringen. Werden breitstrichige Buchstaben gedruckt, dann schadet diese Faserung wenig oder gar nicht, weil sie durch einen stärkeren Druck in der Presse ausgeglichen werden kann, was grosse Buchstaben leicht ertragen. Unsere feinen Zeichen würden jedoch ein derartiges Verfahren nicht ertragen, weshalb sie auf ein Papier mit absolut glatter Oberfläche zu drucken sind, auf sogen. Kreidepapier, dessen Poren und Fasern mit einer Kreideschicht eingewalzt und dadurch ausgeebnet sind. Auch unter dieser Art existieren verschiedene Sorten; der ganz spezielle Verwendungszweck erleichtert jedoch die Auswahl, denn es kann nur ein Kreidepapier in Betracht kommen, welches folgende Haupteigenschaften besitzt: glatt, weiss, nicht glänzend.

Fig. 15. und schädigten ein

Fig. 16. und schädigten einan

Fig. 15 und Fig. 16 illustrieren deutlich die Verschiedenheit des Druckes auf zweierlei Papier. Für beide Drucke wurde die gleiche Kupferätzung gebraucht (der kleine Grössenunterschied entstand bei der Herstellung der Photogramme); Fig. 15 wurde auf ein aus-

Additional material from *Ein neuer Weg zur Herstellung
von Leseproben (Sehproben) für die Nähe,*
ISBN 978-3-662-42214-4, is available at http://extras.springer.com

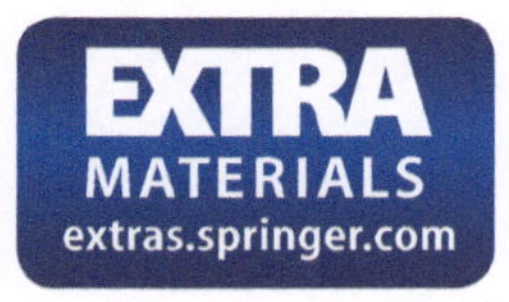

erlesenes Papier erster Qualität gedruckt, Fig. 16 auf Kreidepapier (achtfache Vergrösserung). Die Papierfaser und deren Einfluss auf das Buchstabenbild imponiert besonders bei starker Lupenvergrösserung. Die beiden Bilder Fig. 17 und 18 sind 22fache Vergrösserungen eines Wortes aus der kleinsten Schriftgruppe

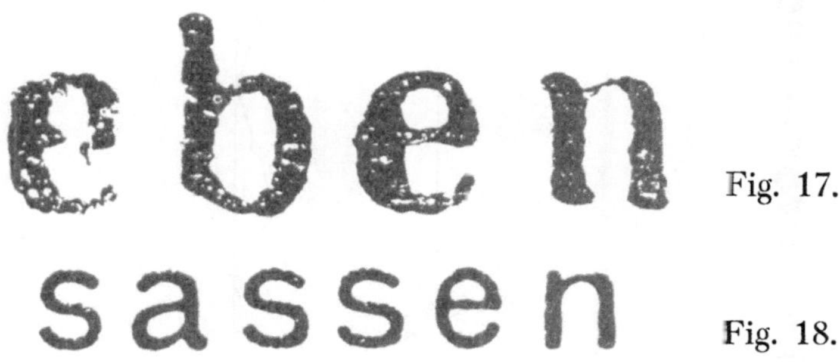

Fig. 17.

Fig. 18.

SNELLENs (Fig. 17 Originalhöhe = 0,7 mm) und aus Visusgruppe 1,0 der Berner Leseproben (Fig. 18 Originalhöhe = 0,43 mm). Fig. 18 illustriert zugleich die technischen Mängel (Konturen!), welche als unvermeidliche Fehler trotz bestmöglicher Leistungen bestehen bleiben, doch halten sie sich innerhalb erträglicher Grenzen und sind vom unbewaffneten Auge nicht zu erkennen.

Zuletzt verdient die Druckfarbe Erwähnung. Eine gute Qualität muss aufmerksam verarbeitet werden, besonders inbezug auf Regulierung der Temperatur, welche auf die Konsistenz der Farbmasse und dadurch auf den mehr oder weniger sauberen Auftrag aufs Papier von grossem Einfluss ist.

Werden unter den angeführten Gesichtspunkten die Einzelarbeiten der dritten Reproduktionsetappe mit Sorgfalt durchgeführt, dann bleiben allfällige unkorrigierbare Mängel so weit zurück, dass sie das Endresultat nicht beeinflussen können.

Das im zweiten Teil dieser Arbeit geschilderte Verfahren zur Herstellung exakter Leseproben wurde zum erstenmal in den von mir bearbeiteten »Leseproben für die Nähe aus der Universitäts-Augenklinik Bern« eingeführt und hat ein Resultat gezeigt, welches gegenüber den bisherigen Verfahren theoretisch und praktisch einen erkennbaren Fortschritt aufweist.

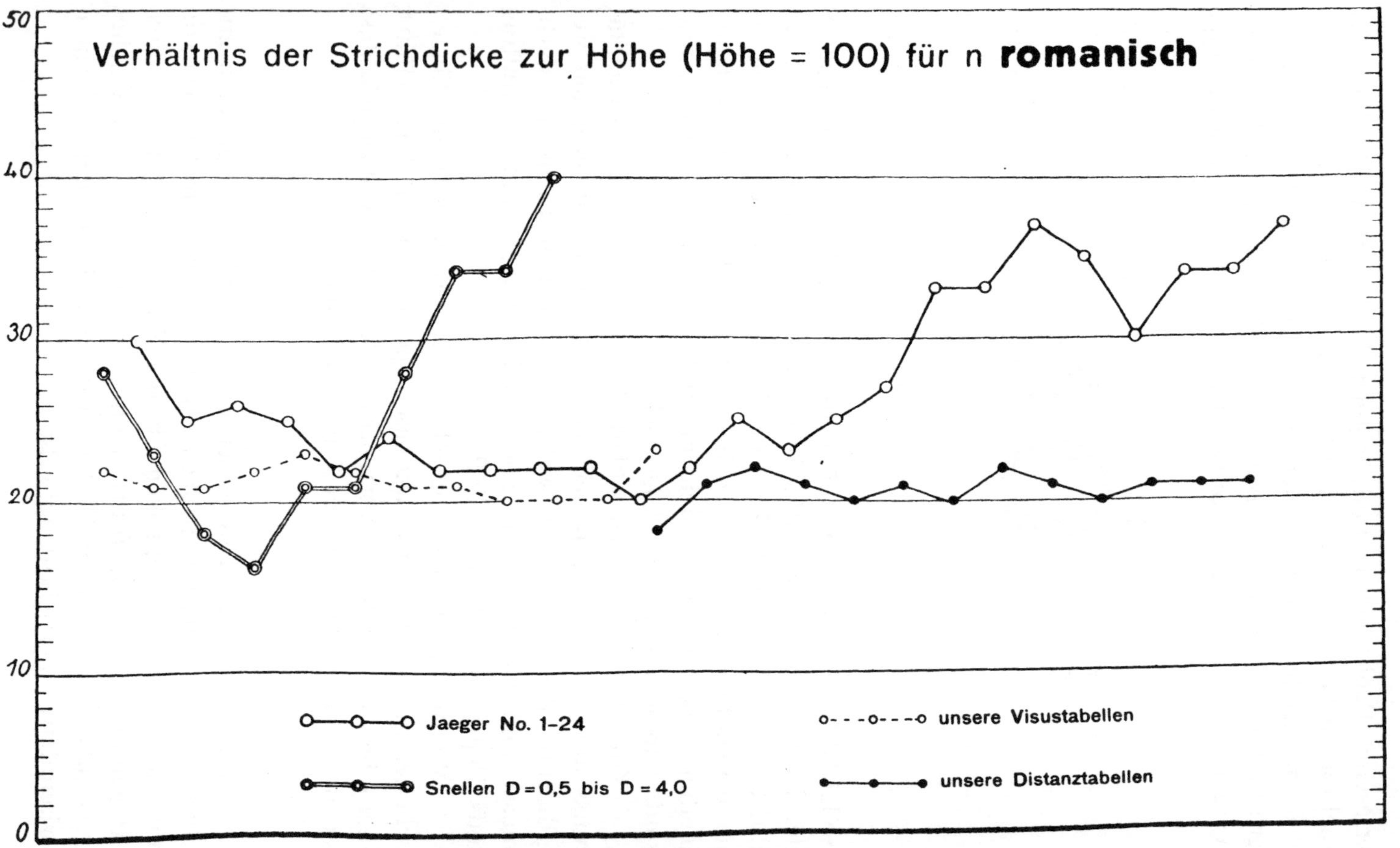
Verhältnis der Strichdicke zur Höhe (Höhe = 100) für n romanisch
50
40
30
20
10
0
Jaeger No. 1-24
Snellen D = 0,5 bis D = 4,0
o- - -o- - -o unsere Visustabellen
unsere Distanztabellen
Tafel III.

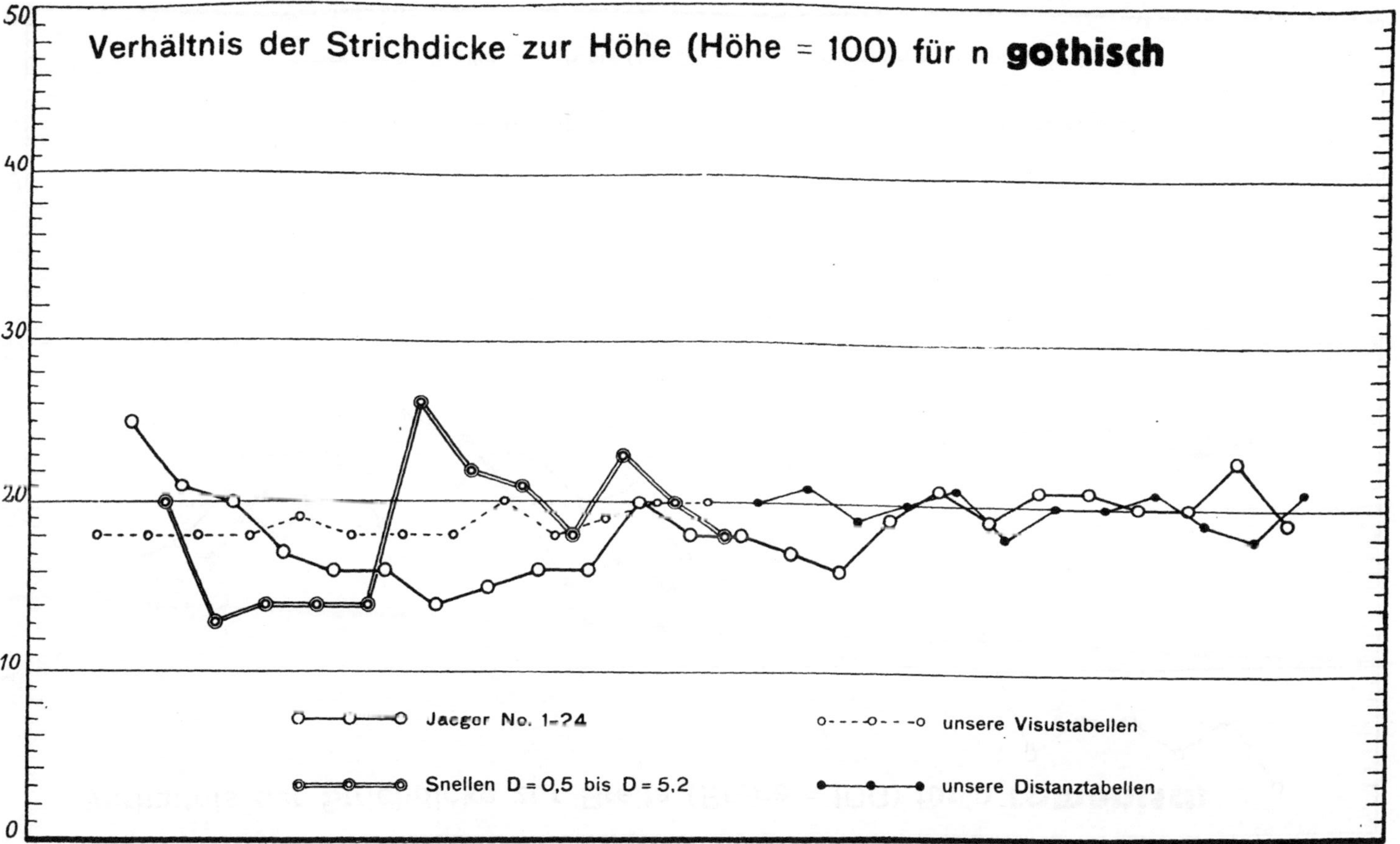

Verhältnis der Strichdicke zur Höhe (Höhe = 100) für n gothisch
Tafel IV.
50
40
30
20
10
0
o——o——o Jaeger No. 1-24
o- - -o- - -o unsere Visustabellen
o——o——o Snellen D = 0,5 bis D = 5,2
•——•——• unsere Distanztabellen

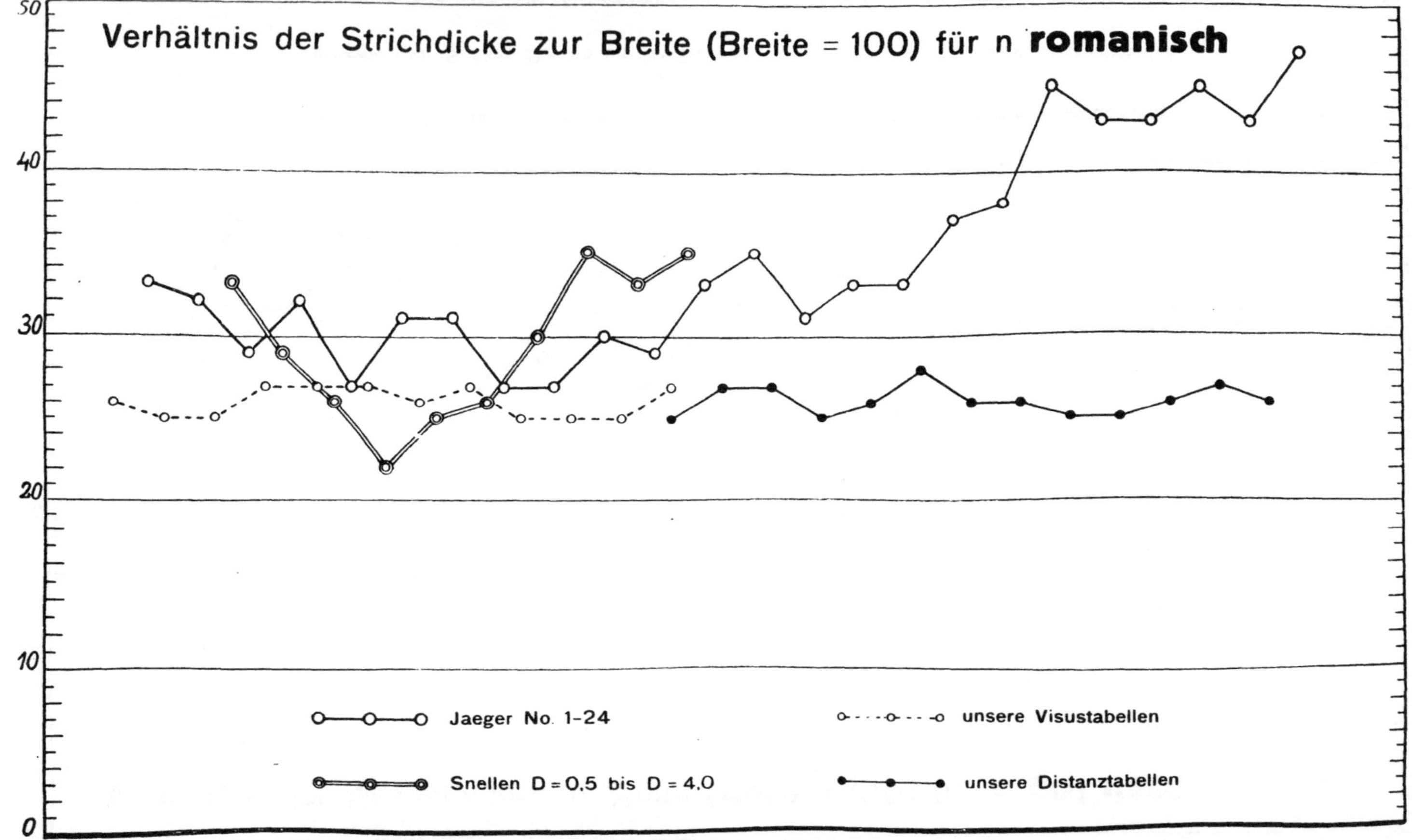
Verhältnis der Strichdicke zur Breite (Breite = 100) für n romanisch
50
40
30
20
10
0
Jaeger No. 1-24
unsere Visustabellen
Snellen D = 0,5 bis D = 4,0
unsere Distanztabellen
Tafel V.

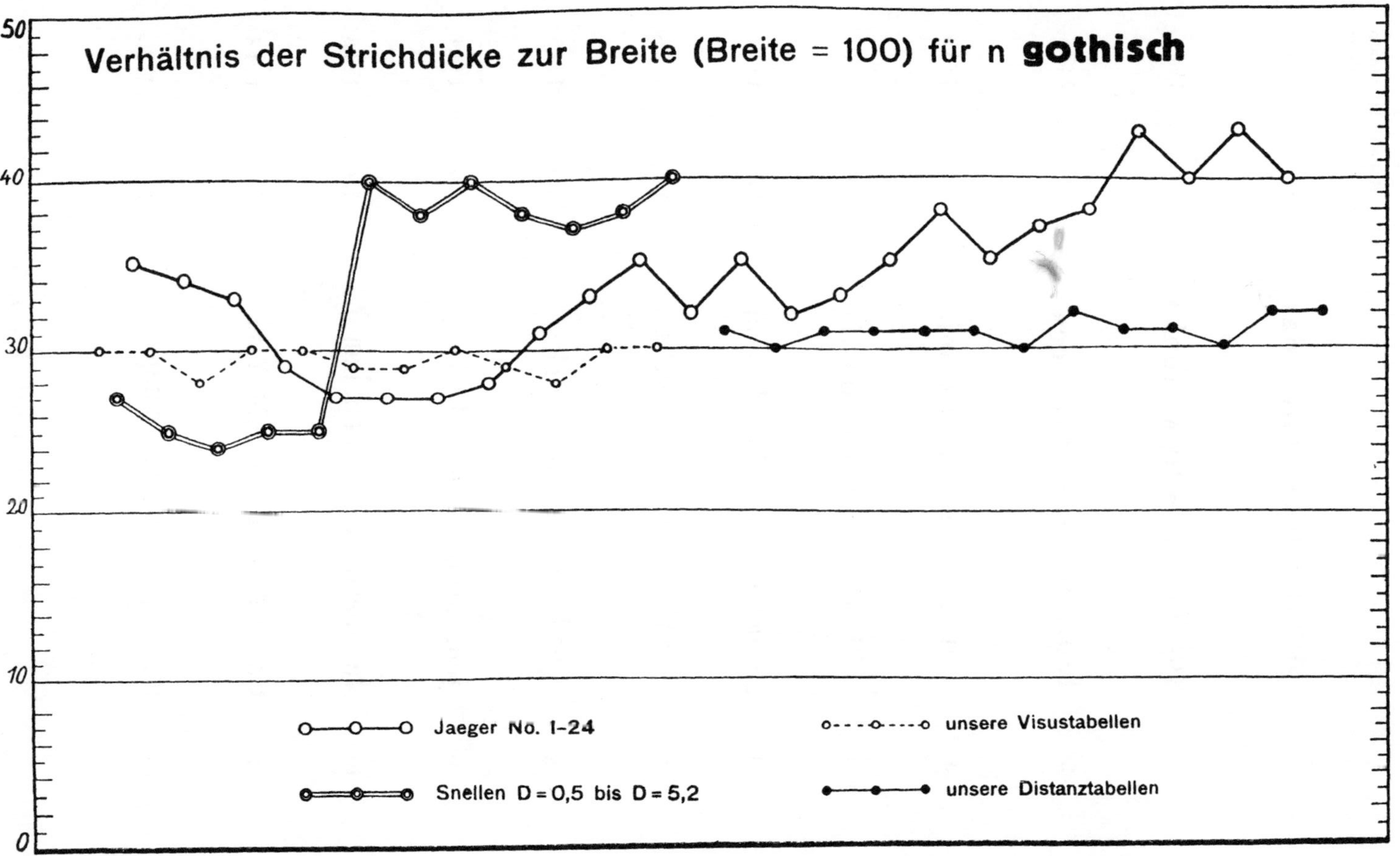

Tafel VI.
Verhältnis der Strichdicke zur Breite (Breite = 100) für n gothisch
50
40
30
20
10
0
Jaeger No. 1—24
Snellen D = 0,5 bis D = 5,2
unsere Visustabellen
unsere Distanztabellen

			Orig. Höhe mm	Strichdicke zur Höhe
No.	1	monde qui coûte da	0,5	1 : 3,3
„	2	quitables, s'ils se font j	0,7	1 : 4
„	3	leurs propres caprices	0,85	1 : 3,8
„	4	ours; ils n'étaient poi	0,9	1 : 3,9
„	5	ville un nombreux parti	1,1	1 : 4,4
„	6	seulement la peine de dou	1,3	1 : 4,1
„	7	parlait grec, et par cette	1,4	1 : 4,5
„	8	Quelle vision, quelle délire	1,5	1 : 4,5
„	9	jour avoir le sort de la g	1,6	1 : 4,4
„	10	le marteau ou l'enclume?	1,9	1 : 4,5
„	11	t ainsi du mauvais poète? Ma	2,1	1 : 4,8
„	12	ne culture qui leur manque,	2,4	1 : 4,4

Jaeger, romanisch (1).

		Orig. Höhe mm	Strichdicke zur Höhe
No. 13	eur, d'imprimerie; qu'on	2,8	1 : 4,0
„ 14	que, qui n'ait point de fin	3,5	1 : 4,3
„ 15	plus lourdement vêtu, suis-	4,4	1 : 4,0
„ 16	vous, et beaucoup de	5,0	1 : 3,5
„ 17	procure toutes	6,7	1 : 3,0
„ 18	fait rembour- ser des frais	8,6	1 : 3,0
„ 19	gendre un comte ou un magi-	12,9	1 : 2,7
„ 20	ouge ou feuille- morte	18,0	1 : 2,8
„ 21	Nantes Amiens Rennes	21,6	1 : 3,3
„ 22	Paris Dijon Nimes	27,3	1 : 2,9
„ 23	Tou-lon Pau.	33,2	1 : 2,9
„ 24	Bu-ry	43,5	1 : 2,7

			Orig. Höhe mm	Strichdicke zur Höhe
No.	1	auf an, daß man die	0,6	1 : 4,0
„	2	dritten unseren Freund erw	0,8	1 : 4,7
„	3	ein löblicher Zweck dadur	1,1	1 : 5,0
„	4	drückenden oder hinüberzieh	1,3	1 : 5,6
„	5	tausend Handlungen geheil	1,4	1 : 6,0
„	6	r ganzen übrigen Schöpfung,	1,5	1 : 6,0
„	7	Einheit zu finden, ist der Gott	1,8	1 : 7,2
„	8	ein menschenfreundliches Aug	2,0	1 : 6,4
„	9	andere nicht stattfinden. Wer si	2,3	1 : 6,1
„	10	und der grenzenlose Schauplatz	2,5	1 : 5,9
„	11	glauben wir zu sein! Wir denke	2,7	1 : 4,9
„	12	sanfter und wohltätiger als für	3,2	1 : 5,3

Jaeger, gothisch (1).

		Orig. Höhe mm	Strichdicke zur Höhe
No. 13	ist aus der Erde oder deiner	3,7	1 : 5,3
„ 14	verstümmelte Natur, die wir in der	4,7	1 : 5,8
„ 15	alles Große am Menschen	6,5	1 : 5,9
„ 16	oft darum die Schuld	8,3	1 : 5,6
„ 17	muß man nicht rü-	11,0	1 : 4,7
„ 18	noch weniger	14,0	1 : 5,1
„ 19	Auch die Sorge ist eine Klug-	16,8	1 : 4,6
„ 20	Der Geist besitzt nichts	20,0	1 : 4,6
„ 21	Berlin Lübeck Zürich	24,0	1 : 5,0
„ 22	Wien Kassel Fulda	32,0	1 : 5,0
„ 23	Linz Köln	37,5	1 : 4,3
„ 24	Ulm	46,0	1 : 5,1

Jaeger, gothisch (2).

		Orig. Höhe mm	Strichdicke zur Höhe
D = 0,5	der Herbsttag, als ein	0,7	1 : 3,5
0,6	einem warmen Son	0,9	1 : 4,3
0,8	lebenden Freunden und V	1,2	1 : 5,4
1,0	chien magerer geworder	1,3	1 : 6,1
1,25	me, und dachte an da	1,5	1 : 4,6
1,5	aber ich bekam ,doch L	1,9	1 : 4,6
1,75	ich hinter mir verworre	2,4	1 : 3,5
2,25	nach Sibirien geschleppt,	2,9	1 : 2,9
3,0	hinkend, blieben	4,0	1 : 2,9
4,0	ihrer zerlumpten Uni-	5,6	1 : 2,5

Snellen, romanisch.

		Orig. Höhe mm	Strichdicke zur Höhe
D = 0,5	etwas Erhabenes mit sich,	0,7	1 : 5,0
0,6	eligen Körper, über der Fläche	1,0	1 : 7,3
0,8	n einem verfluchten Baume.	1,2	1 : 7,0
1,0	em Spotte bewahren; aber Fran	1,5	1 : 7,5
1,1	luen Pantalon lachte, und die J	1,7	1 : 7,6
1,3	Freiheit in eine ungewohnte	2,0	1 : 3,8
1,6	derlande war die stolze und kräftige	2,5	1 : 4,5
2,0	Stimme des Reichthums. Muthwil	3,0	1 : 4,8
2,5	menschlich und sanft; dieser har	3,7	1 : 5,5
3,2	ner ganzen Nation heraus,	4,7	1 : 4,2
4,2	einem Einzigen zu ge=	6,5	1 : 5,0
5,2	Granvella die Na=	9,1	1 : 5,3

Snellen, gothisch.

Vis.		Orig. Höhe mm	Strichdicke zur Höhe
Vis. 1,5	igten und ſchädigten	0,28	1 : 5,0
1,25	von jedem Teil frühı	0,35	1 : 4,8
1,0	eule wurden gewählt	0,41	1 : 5,1
0,9	nahmen einen Hahn. ſ	0,45	1 : 5,0
0,8	freudig und hoffärtig	0,52	1 : 4,8
0,7	ı Altdorf der ſchmachten	0,58	1 : 5,3
0,6	ſchafft vor der rechten	0,7	1 : 5,2
0,5	Mit Taten ſchmückt ſich	0,87	1 : 5,2
0,4	Friede ernährt und Unfri	1,06	1 : 5,0
0,3	Sarge enden die Sorgen	1,4	1 : 5,4
0,2	Sorgen tragen nichts eiı	2,2	1 : 5,3
0,1	Neue Augenheilkunde	4,5	1 : 4,6

Leseproben der Univ. Augenklinik Bern, gothisch.

		Orig. Höhe mm	Strichdicke zur Höhe
Vis. 1,5	und Alt und Jung	0,3	1 : 4,2
1,25	Tänzerinnen schwe	0,35	1 : 4,6
1,0	die Alten sassen an	0,43	1 : 5,0
0,9	konnte ihre Füsse nich	0,52	1 : 5,0
0,8	kam, da gewahrte sie,	0,56	1 : 4,6
0,7	Sie rechnete nach: in	0,62	1 : 4,7
0,6	war in ihrem Hause,	0,73	1 : 4,5
0,5	Beste im Menschen ver	0,9	1 : 4,5
0,4	Guten wie dem Schlech	1,1	1 : 4,4
0,3	Abenteuer eines Schwe	1,45	1 : 4,6
0,2	Erfahrung tut mehr	2,2	1 : 4,8
0,1	Braugenossenschaft	4,5	1 : 4,5

Leseproben der Univ. Augenklinik Bern, romanisch.